ÜBER

GEISTESKRANKHEITEN

INFOLGE

SCHWEFELKOHLENSTOFF-VERGIFTUNG.

Von

DR. JULIUS HAMPE,
PRAKT. ARZT.

LEIPZIG,
VERLAG VON VEIT & COMP.
1895.

Druck von Metzger & Wittig in Leipzig.

Vorwort.

Die nachfolgenden Mitteilungen über siebzehn in der Leipziger psychiatrischen Klinik beobachtete Fälle von Geisteskrankheit durch Schwefelkohlenstoff-Vergiftung gipfeln in dem Nachweis, daß eine der wichtigsten Formen chronischer Geistesstörung, die Verrücktheit, lediglich durch Aufnahme dieser Substanz in das Blut zu Stande kommen kann.

Dieser Gesichtspunkt ist für die Auffassung des Wesens der eigentlichen Geisteskrankheiten von so fundamentaler Bedeutung, daß ich gern der Aufforderung des Herrn Geh.-Rat Professor Dr. Paul Flechsig gefolgt bin und die Krankengeschichten nebst einigen Erläuterungen zusammengefaßt habe, wobei er mich mit seinem Rat zu unterstützen die Güte hatte.

Leipzig, im Juni 1895.

Dr. Hampe.

Die Leipziger Irrenklinik hat seit 1885 17 Individuen aufgenommen, welche zur Zeit ihrer geistigen Erkrankung in Gummifabriken beschäftigt waren und hierbei Schwefelkohlenstoffdämpfe sei es eingeatmet, sei es durch den Magen oder die Haut in sich aufgenommen hatten.

Es wird von Wert erscheinen, an der Hand dieser und anderer in der Litteratur berichteter gleicher Fälle zu ergründen, ob sich ein scharfes klinisches Bild, der klinische Typus einer Schwefelkohlenstoff-„Psychose" aufstellen läßt.

CS_2 wird in bedeutender Menge angewendet bei Vulkanisierung des Kautschuks, ferner in der Wollwäscherei und bei Extraktion von Ölen aus Samen. Demgemäß sind die Arbeiter dieser Branchen am meisten Schwefelkohlenstoffvergiftungen ausgesetzt. Die gleiche Toxikose kann nach der Angabe von v. Jaksch aber auch durch Xanthogensäure[1] erzeugt werden, deren käufliches Na- und K-Salz zum Konservieren von Fleisch und Früchten gebraucht wird, und welche sich leicht in Alkohol und CS_2 spaltet. Bei der Xanthogensäure tritt nach Lewin[2] die narkotische Wirkung des Giftes besonders hervor, da der CS_2 in statu nascendi zu stärkerer Wirkung gelange.

Gleich Äther und Chloroform wirkt das in Rede stehende Gift zuerst reizend und dann lähmend auf das centrale Nervensystem, gelegentlich auch auf die peripheren Nerven. Die mikroskopische Untersuchung ergab bei Tieren Verfettung der Ganglienzellen der Großhirnrinde. Infolge Zerfalls der roten Blutkörperchen tritt ferner ein Fe-haltiges Pigment im Blute auf (Schwalbe), teils frei, teils an die weißen Blutkörperchen gebunden.

---

[1] Spez. Pathologie und Therapie, herausgegeben von Nothnagel, 1. Bd., 2. Heft S. 166. Kobert (Lehrbuch der Toxikologie S. 502) bezweifelt das thatsächliche Vorkommen dieser Vergiftung im Anschluß an den Genuß von Lebensmitteln. Bei Kobert findet sich eine erschöpfende Zusammenstellung der Litteratur bis 1891.

[2] Virchow's Arch. Bd. 78, S. 113.

Die Symptome der akuten Schwefelkohlenstoffvergiftung bestehen in Erbrechen, in den verschiedensten nervösen Reizerscheinungen, Kopfschmerz, Ohrensausen, Sehstörungen, Schwächegefühl, Schwindel, später Somnolenz, Koma. Die Exspirationsluft riecht nach Rettig.

Die chronische Form der Intoxikation ist bisher fast nur bei Kautschukarbeitern beobachtet worden; sie kennzeichnet sich durch Abmagerung, psychische Anomalien der verschiedensten Art, schließlich hochgradige psychische Depression, bis zum fast vollständigen Erlöschen aller geistigen Funktionen, ferner durch Anästhesien, Zittern, Darniederliegen des Appetits, Dyspepsie und hartnäckige Koprostase, Incontinentia urinae, atrophische Lähmungen.

Nach Duboys de la Vigerie, Giller de Grandduez[1] sollen auch Störungen der Akkommodation, des Farbensinns und Veränderungen im Augenhintergrunde auftreten.

Die Prognose ist sowohl bei der akuten als auch bei der chronischen Vergiftung meist günstig; zweifelhaft bei Potatoren.

Was speziell die psychischen Störungen anlangt, so hatte bereits 1860 Delpech[2] über 24 in Kautschukfabriken vorgekommene Vergiftungsfälle berichtet, unter denen er drei herausnahm als akute, bei denen es sich nur um rasch vorübergehende Bewußtlosigkeit handelte. In 20 Fällen traten außer Kopfschmerz u. s. w. besonders hervor ein Stadium maniakalischer Erregung (mit bedeutender Steigerung des Geschlechtstriebes), das jedoch schon häufig mit Depressionssymptomen untermischt war, und ein nachfolgendes Stadium tiefer geistiger Niedergeschlagenheit. Die Motilität und Sensibilität waren beträchtlich gestört; es traten auf: Muskelzittern, Paresen, vollständige Lähmungen; ferner Anästhesieen und Formikationen. Indessen bot nur ein Fall eine schwere psychische Störung dar: auf ein melancholisches Initialstadium folgte Tobsucht mit Hallucinationen des Gesichts und Gehörs.

Ebenfalls zwei Tobsuchtsfälle wurden berichtet von Voisin,[3] und dreimal wurde „akute Manie“ beobachtet von Petersen,[4] wohingegen ein Kranker Mendels[5] cirkumskripte Anästhesieen nnd Parästhesieen an den Extremitäten bot.

---

[1] Therapeut. Monatshefte 1887, Nr. 1, S. 313.

[2] Nouvelles recherches sur l'intoxication spéciale, que détermine le sulfure de carbone. Paris.

[3] Annal. méd.-psychol. Mai 1884.

[4] Boston médical Journal 1892.

[5] Vorgestellt in der Gesellschaft f. Psychiatr. u. Nervenkrankh. Berlin, 12. Juli 1886.

Charcot und Marie führen die Störungen nach CS_2-Inhalation auf Hysterie zurück (!). Letzterer bezeichnete seine zwei 1888 veröffentlichten Fälle[1] als „toxische Hysterie" — eine Ansicht, die, wie sich aus den folgenden Mitteilungen ergeben wird, durchaus unhaltbar ist oder doch wenigstens nichts zur Klärung der krankhaften Vorgänge beiträgt.

Am 29. Mai 1893 stellte endlich Dr. Bloch im Verein für innere Medizin zu Berlin einen Kranken vor, bei dem sich fünf Monate nach Beginn der Arbeit in einer Gummifabrik Aufstoßen, Erbrechen, fauliger Geschmack, Schwindel, Gedächtnisschwäche einstellten. Die Sprache wurde langsam, die Zunge schwer beweglich, der Schlaf unruhig. Später traten auf Hallucinationen, Gliederzittern, Abmagerung, Flimmern vor den Augen, Polyurie, Polydipsie. Die Gesichtsfarbe wurde fahl. Doch blieb die Intelligenz unverändert. Die Pupillenreaktion blieb normal, doch zeigte sich geringe konzentrische Einengung des Gesichtsfeldes. Die Zunge wich etwas nach rechts ab. Keine Ataxie. An den Extremitäten Störungen der motorischen Kraft, Tremor; Gang schleppend und breitbeinig. Die Sensibilität blieb dabei fast normal, nur an einzelnen Stellen fand sich Hyp- und Analgesie. N. radialis war auf Druck etwas schmerzhaft. Im Harn nichts Pathologisches.

Der Fall wurde als periphere Neuritis gedeutet.

Diesen Fällen gegenüber zeichnen sich die in der Leipziger psychiatrischen Klinik beobachteten dadurch aus, daß es sich ausnahmslos um länger dauernde Geistesstörungen ohne intensive sensible bezw. motorische Störungen handelte, gegenüber der Äußerung z. B. Kobert's,[2] daß es nur selten zu einer wirklichen Geisteskrankheit komme, eine an sich schon interessante Thatsache, die aber noch beträchtlich an Bedeutung gewinnt, wenn man die Formen der Geistesstörungen ins Auge faßt, welche die CS_2-Vergiftung hervorbringt.

Ich lasse nun zunächst eine Übersicht der Krankengeschichten folgen.

Fall I. 1885.

Elisabeth H., Arbeiterin in einer Gummifabrik, 22 Jahre alt.

Anamnese (seitens der Stiefschwester): Der Vater war herzleidend, starb im Alter von 62 Jahren; die Mutter war unordentlich und beging Selbstmord, weil sie sich mit Gebärmutterkrebs behaftet glaubte.

---

[1] Bulletins et Mémoires de la Société méd. des Hôpit. de Paris.

[2] A. a. O. S. 504.

Als kränkliches und schwächliches Kind war Patientin furchtsam und lebte still und abgeschlossen, lernte aber gut in der Schule. Sie soll von jeher etwas albern gewesen sein. Die Menses waren regelmäßig. — Während sie zuerst als Dienstmädchen thätig war, arbeitete sie zuletzt in einer Kautschukfabrik. Vor 4 Wochen glaubte sie plötzlich des nachts ein schwarzes Frauenzimmer vor sich zu sehen, das immer lachte, sie immer wieder aufs Bett drängte und giftige Schlangen auf sie warf. Die nächstfolgende Zeit wurde sie sehr still und deutete alles in traurigem Sinne: sie sähe den Tod, die Schlangen wühlten in ihr u. dergl. m. Am 5./XII. pochte sie an die Kammerthür ihrer Stiefschwester, da in ihrer Kammer der Tod sei; das bedeute die schwarze Frau, durch die sie verzaubert sei.

Am 6./XII. schlief sie viel. Abends tanzte sie noch einmal, da sie doch sterben müsse. Nachts war sie wieder unruhig, zog sich nicht aus und sprach beständig vom Sterben: „Das Gift (vom Vulkanisieren des Kautschuks) wühlt mir in den Kaldaunen. Mein Herz muß immer kleiner werden; ich muß neues Blut kriegen!“

Am 8./XII. blieb sie nachts auf dem Sofa bei brennender Lampe.

9./XII. Aufnahme.

Status praesens: Kleine, kräftig entwickelte Person. Schädel proportional. Zunge dick belegt. Es fällt an der Kranken auf, daß sie häufig leer schmeckt und schluckt, „sie habe noch den giftigen Geschmack im Munde.“ Herztöne stark accentuiert; Puls verlangsamt (56), regelmäßig und voll. Sie spricht noch von ihren Hallucinationen.

Krankheitsverlauf:

12./XII. Guter Schlaf. Die Erscheinungen sind nicht wieder gekommen, aber Patientin glaubt noch daran. Puls 76.

15./XII. Sie will nicht wieder ins Haus der Schwester zurück aus Furcht vor der schwarzen Frau.

20./XII. Giebt an, die Furcht sei jetzt vorbei.

6./I. 1886. Leicht maniakalisches, albernes und eigensinniges Benehmen bis zum

20./I., wo sie sich etwas verständiger verhält. Herztöne noch gleich stark accentuiert.

27./I. Wird wieder von schwefligem Geschmack im Munde gequält.

28./I. Klagt über „Zwitschern“ im Ohr. Zeigt, besonders wenn in Verlegenheit gesetzt, choreatische Zuckungen im Gesicht, an den Armen und Beinen.

11./II. Als geheilt entlassen.

Fall II. 1886.

Pauline W., 22 Jahre, Arbeiterin in einer Gummifabrik.

Anamnese: Stammt aus gesunder Familie, abgesehen davon, daß der Vater im Alter von 60 Jahren „etwas geistesschwach“ starb und aus Eifersucht seiner Frau nach dem Leben getrachtet haben soll (Potator?).

Patientin selbst, sonst gesund, litt im 12. Lebensjahre an Bleichsucht. Vor 2 Jahren regte sie sich sehr auf über die Schandreden, welche der Vater gegen die Mutter schleuderte, und behauptet, seitdem bei Ärger

„gedankenschwach“ zu werden. Im Oktober 1885 und nochmals vor Weihnachten bekam sie einen Hautausschlag (und ähnlich auch ihre Mutter): rote Flecke und Pusteln am Arm und Hinterteil, nach Ausspruch des Arztes „keine Krätze“, wogegen sie Verschiedenerlei anwandte.

Menses waren regelmäßig, zuletzt eben vor Ausbruch der Krankheit.

Seit dem 30./XI. 1885 war Patientin in einer Gummifabrik mit Vulkanisieren beschäftigt und litt gleich die ersten Tage an Kopfschmerzen.

Seit dem 17./I. 1886 ist sie aufgeregt, spricht etwas irre, schlägt die Bibel auf, verlangt von ihren Angehörigen, sie oder die Bibel anzusehen, und wird ausfallend, wenn es nicht geschieht. Sie schläft nicht des nachts, springt aus dem Bett; ißt wenig, behauptet, Fieber zu haben, und verlangt nach dem Arzte.

Am 18./I. abends redete sie viel durcheinander; als die Mutter ihr Ruhe gebot, weinte sie sogleich; später sprach sie sehr affektiert.

Am 19./I. fing sie an zu predigen und wurde unruhig in der Fabrik: „Ich habe das Fieber. Unserm Meister bin ich gut.“

22./I. Aufnahme. „Die anderen Arbeiter klagen auch darüber: Kopfschmerzen, schlechten Appetit. Es riecht alles nach Schwefel. Es sind nur 8 Mädchen beschäftigt, und es wechseln ca. 120 im Jahre.

Status praesens: Kleine, sehr kräftig gebaute Person von gesunder Gesichtsfarbe. Zunge dick belegt; Pupillen gleich weit, zeigen lebhafte Reaktion. Die Kranke spuckt reichlich schleimigen Speichel aus. Puls sehr beschleunigt (130). Innere Untersuchung unmöglich wegen zu großer Erregung. Letztere ist eine überwiegend heitere, mit Personenverwechselung und lebhafter Ideenflucht, wobei häufig religiöse Vorstellungen auftauchen.

Therapie: Laue Bäder, Chloral.

Verlauf:

27./I. Erregung hält an. Patientin zerstörte einen Gummitopf. Schlaf ziemlich gut. Gute Ernährung. Puls langsamer (86).

1./II. Giebt einige richtige Antworten, ist aber zänkisch und unverträglich.

4./II. Verlangte untersucht zu werden, da sie einen Scheiden-Vorfall habe und daher oft nicht Wasser lassen könne oder sehr oft gehen müsse. Die Untersuchung ergiebt einen geringen Vorfall der vorderen Scheidenwand.

10./II. Ist noch etwas verwirrt, oft ungezogen. „Ich bin noch sehr krank, das Blut tritt mir zum Herzen, dann werde ich aufgeregt.“

16./II. Klagt noch über Drang nach unten.

Bettruhe.

3./III. Kurz nachdem sie in der Klinik vorgestellt war, warf sie sich zu Boden, rollte sich hin und her und schrie laut auf. Aufgefordert, aufzustehen, erhob sie sich schließlich von selbst. Dann riß sie sich die Haarnadeln heraus, ließ sich aber anhalten, sie wieder aufzuheben. In der Isolierzelle beruhigte sie sich bald und gab an, es ginge ihr wie der Frau L. (Chorea magna), die sie öfters gesehen hatte.

4./III. Puls ständig beschleunigt (96—104), keine Temperatursteigerung. Die Kranke ist leicht reizbar, schimpft über alles. Die

Hände zittern beim Spreitzen der Finger, ebenso ist die Zunge etwas zitternd beim Hervorstrecken. Patientin fühlt sich sehr matt.

9./III. Puls langsamer infolge Bettruhe (84—86).

14./III. Patientin ist leicht empfindlich bei jeder Gelegenheit (die Weisheitszähne sind im Durchbrechen begriffen).

20./III. Verlangt vor 3 Tagen aufzustehen; als ihr der Wunsch gewährt wurde, wollte sie wieder ins Bett. Puls wieder 96—104.

21./III. Verlangte nach der Bibel und knüpft daran ein längeres Räsonnement.

30./III. Stimmung etwas ruhiger. Puls langsamer.

1./IV. Klagen über Magendrücken. Bettruhe, Krankenkost. Psychisch: reizbar, mißgestimmt; Antworten richtig.

11./IV. Fühlt sich wohler.

30./IV. Immer noch sehr reizbar, klagt über alle möglichen Sensationen, mürrisch, unzufrieden, doch geordnet.

Auf Wunsch entlassen.

Fall III. 1886.

Julie R., 24 Jahre, Gummifabrikarbeiterin.

Anamnese: vakat.

Vom Rate in die Klinik geschickt mit der Begründung, daß sie an „Verfolgungsideen und Hallucinationen" leide.

Status praesens:

28./IX. 1886. Patientin ist sehr erregt, redet fortwährend durcheinander, springt von einem zum andern. Öfters kehren die Worte wieder: „Das ist sie, die mich frisiert hat; die hat mich veralbert auf dem Tanzboden." Spricht von ihrem „Franz". — Bleiches, mäßig genährtes Mädchen von starkem Knochenbau. Gesichtsausdruck wechselnd: bald traurig, bald zornig erregt. Am Schädel nichts Abnormes; im Gesicht keine Lähmungserscheinungen; Pupillen ziemlich weit, reagieren etwas langsam.

Lungen: leichte Bronchitis. Herztöne rein. Sonstige Organe ohne besonderen Befund. — Zur Zeit starke Menses.

Verlauf:

30./IX. Anhaltende Erregung. Menses noch stark. Die Kranke ist vollständig desorientiert, verkennt Personen, verweigert die Nahrung.

2./X. Menses vorüber. Psychisches Verhalten wie vordem. — Patientin muß gefüttert werden.

4./X. Mittags Temperatur-Steigerung. Auf der ganzen Thoraxseite links, teilweise auch rechts findet sich klein- und mittelblasiges Rasseln, eitriger Auswurf (Bronchitis).

7./X. Bis heute immer Mittag- und Abendsteigerungen der Temperatur. Patientin ist zeitweise allein. Ideenflucht geringer. Die Kranke verhält sich jetzt mehr feindselig-abwehrend, wahrscheinlich infolge Personenverkennung: „Sie sind es".

15./X. Sie glaubt, sie solle etwas verbrochen haben und sei deshalb im Gefängnis, „die Polizei habe sie aufgegriffen". Sie entschuldigt und verteidigt sich, sie hätte nichts verbrochen.

20./X. Will die Kleider nicht anziehen: zieht sie wieder aus und zerreißt sie: „Das sind nicht meine Kleider, das ist nicht mein Bett.“ — Zeitweise immer noch Temperatursteigerungen.

26./X. Hat die Idee, daß sie Sträflingskleider anhabe und zieht sich deshalb immer wieder aus. — Ideenkreis sehr beschränkt.

30./X. Psychisches Verhalten sehr abwechselnd: Patient ist oft tageweise relativ klar mit kaum merklicher Verwirrtheit, am anderen Tage benommen und unzugänglich, verweigert dann die Nahrung, wirft das Geschirr fort.

2./XI. Nachts Erbrechen mit Temperatursteigerung, früh Temperatur normal.

3./XI. Patient ist sehr erregt, wirft plötzlich das Essen fort, zerbricht das Geschirr. In der Zelle läuft sie fortwährend umher und singt.

4./XI. Schlaflose Nacht. Frühmorgens ruhigere Stimmung.

7./XI. Patientin ist wieder ganz verwirrt, hält die Wärterin für ihre Wirtin, verkennt überhaupt Personen und Umgebung.

14./XI. Linke Pupille weiter als die rechte, rechts Facialisparese. Zunge zeigt fibrilläre Zuckungen.

19./XI. Vergiftungsideen: „Wer weiß, was alles in dem Essen ist; man hat hineingespuckt.“ Infolgedessen Nahrungsverweigerung.

28./XI. Langsame Besserung; Patientin noch sehr verwirrt, desorientiert und benommen.

8./XII. Öfterer Wechsel von annähernd klaren Zeiten mit solchen starker Benommenheit und Desorientiertseins.

22./XII. Patientin ziemlich klar, noch etwas befangen und schüchtern, arbeitet in der Nähstube.

7./I. 1887. Menses. Patientin sichtlich wieder benommen und reizbarer.

16./I. Korrektes Verhalten.

25./I. Als geheilt entlassen.

Fall IV. 1886.

Anna M., Arbeiterin in einer Gummifabrik, 29 Jahre alt.

Anamnese: fehlt in bezug auf eventuelle erbliche Belastung und Vorleben der Patientin.

Letztere wurde am 1./XII. 1886 in die Anstalt überführt mit der ärztlichen Bescheinigung, daß sie „seit einigen Tagen an Schwäche und Aufregungszuständen mit großer nächtlicher Unruhe und Delirien“ leide. Sie selbst erzählt, daß sie seit drei Wochen in einer Gummifabrik beschäftigt sei, und zwar damit, Gummisauger, Bälle u. s. w. in eine gelbliche, angeblich arsenhaltige Flüssigkeit einzutauchen, die bläuliche Dämpfe aufsteigen lasse. Je zwei Arbeiterinnen haben zusammen eine Schüssel, beugen sich beim Eintauchen über diese und atmen die Dämpfe ein. Anfangs bekomme man Kopfschmerz, Hustenreiz, Übelkeit, Schwindel, Erbrechen; nach etwa acht Tagen habe man sich daran gewöhnt; nur die Augen werden noch entzündet, schmerzen und thränen. Wenn man abends von der Arbeit nach Hause geht, fühle man sich unsicher und schwindelig, früh wieder besser.

Etwa 6 Tage vor ihrer Erkrankung habe sie wieder mehr an Übelkeit, Kopfschmerz, Schwindel und namentlich sehr schreckhaften Träumen und unruhigem Schlaf gelitten. Dann habe sie vermehrten Brechreiz, Übelkeit „bis zum Sterben" und Erbrechen bekommen.

Sie blieb bis zum 27./XI. bei der Arbeit. In der folgenden Nacht träumte sie, wie sie ferner berichtet, die Welt solle untergehen. Sie hörte im Traume den lieben Gott zu sich sprechen, der ihr den nahen Untergang verkündete, sie dürfe aber noch nicht davon sprechen; der Mensch, welcher den Weltuntergang verkünde, müsse sterben. Sie schreckte jäh aus ihrem Traume auf, geriet in große Unruhe und verließ das Bett. Am Tage ging sie zu ihren Wirtsleuten und verkündete, daß großes Unglück bevorstehe, sie es aber nicht sagen dürfe, war sehr ängstlich und bat, sie zu schützen.

In der folgenden Nacht kehrten dieselben Träume wieder, so daß sie Patientin am Morgen nicht mehr verschweigen konnte, nun aber glaubte, sterben zu müssen, weil sie Gottes Verbot nicht geachtet habe. Seither befand sie sich in fortwährender Unruhe und litt an Schlaflosigkeit.

Status praesens: Die Kranke scheint etwas Einsicht in das Krankhafte ihrer Delirien zu haben, ist aber noch sehr verwirrt und benommen: „Ich muß schon sterben, war schon halb gestorben." Sie glaubte sicher, Gottes Stimme gehört zu haben; über den Weltuntergang ist sie sich nicht klar, scheint aber doch darauf zu warten.

Körperlich sehr kräftig gebautes, gut entwickeltes Mädchen. Schädel breit, normal gebildet. Gesicht voll, ohne Besonderheiten. Beide Pupillen sehr weit. Zunge belegt, zittert fibrillär. Patientin klagt über Trockenheit im Halse und Husten: mäßiger Katarrh der großen Bronchien. Herz o. B. — Alte Schwangerschaftsnarben (2 Geburten).

Sensibilität und Reflexe gut erhalten. — Obstipation.

Verlauf: 2./XII. Patientin hat schlecht geschlafen, will aber diese Nacht nichts gehört haben.

5./XII. Ist allmählich klarer geworden, zweifelt an der Richtigkeit ihrer Offenbarungen, ist aber noch desorientiert und benommen.

10./XII. Glaubt jetzt, daß die Stimme Gottes und die Prophezeiung des Weltuntergangs nur Traumgebilde waren.

12./XII. Plötzlich sehr trübe und ängstliche Stimmung; weint fortwährend, ohne eigentlichen Grund ihrer Verstimmung anzugeben; verlangt fort.

13./XII. Bewußtsein wieder frei; sie weiß nicht, was ihr gestern war, es sei ihr so schwer gewesen.

20./XII. Sie arbeitet und ist klar über ihren Krankheitsverlauf. — Stimmung noch sehr labil und auf geringfügige Eindrücke reagierend.

21./XII. Außer leichter Erregbarkeit psychisch nichts Abnormes mehr wahrnehmbar. — Als geheilt entlassen.

Fall V. 1886.

Henriette R., 29 Jahre, Tischlersehefrau.

Anamnese: Der Ehemann der Patientin ist Potator strennus, hat vertrunken, was er unter die Hand bekam, und seine Frau sehr schlecht behandelt. Letztere ist seit $^1/_4$ Jahr verheiratet, arbeitete seit 3 Wochen (cf. Fall IV) in derselben Gummifabrik wie die beiden vorletzten Patientinnen. Die Erkrankung begann nach Aussage des Ehemanns akut vor einigen Tagen.

Die Frau wird am 2./XII. 1886 nachts 2 Uhr im Hemde und in einer wollenen Decke in die Klinik gebracht; sie wurde in diesem Zustande in den Anlagen aufgegriffen und soll aus dem Hospital entsprungen sein.

Status praesens: Patientin ist in großer Unruhe und Angst, anfangs desorientiert und benommen. Später erzählt sie, ihr Mann sei so schlecht, trinke, versetze ihr Eigentum, schlage sie, zwinge sie zum Coitus (sei venerisch); sie habe vor ihm flüchten müssen; sie wisse nicht, was sie thue, könne sich nicht besinnen u. s. w. Bald darauf wird sie unruhig, verläßt das Bett, schreit auf, rast im Zimmer umher, halluciniert und hat Verfolgungsideen: „sie solle umgebracht werden, ihr Mann stelle ihr nach," hört ihren Mann nebenan reden. — Obstipation (cf. Fall III und IV).

Verlauf: 3./XII. „Ich bin ein Mann, mein Mann liegt hier, ich liege daneben, wo mein Mann liegt" (in der anderen Zelle). Wird dann wieder unruhig: „Der schlechte Mensch will mich zu Grunde richten, er läßt mir keine Ruhe, und er ist doch krank!" Als man ihr sagt, ihr Mann sei nicht hier, besinnt sie sich, behauptet dann aber, er müsse da sein, sie höre ihn ja. Was sagt er? „Er ruft mir immer." Droht er Ihnen? „Ja, egal, er will Geld."

9./XII. Halluciniert fortwährend, hört ihren Mann und ihre Geschwister rufen; daneben Illusionen: hört im Sausen des Windes die Stimme ihres Mannes. Verwechselt Personen, ist desorientiert.

12./XII. Ist sehr unruhig und störend, geht fortwährend in die Betten anderer Kranken, spricht viel von einem Brande („ich bin schon tot gewesen, jetzt wieder lebendig"), dann von feurigem Golde, das sie in anderen Betten sucht. Halluciniert noch: es wird ihr aus den verschiedenen Betten zugerufen, sie solle hinkommen.

16./XII. Stark benommen, jetzt viel ruhiger, sitzt meist versunken an einer Stelle. Was um sie her vorgeht, bezieht sie auf sich, ist deshalb sehr ängstlich. Ist absolut desorientiert über ihren Aufenthaltsort und ihre Lage; die einzige haftende Erinnerung ist, daß ihr Mann sie geschlagen habe.

24./XII. Halluciniert wieder stärker, hört sich von ihrem Mann und den anderen Kranken rufen, geht nachts fortwährend aus dem Bett und will zu „ihm". Ihre Antworten sind weniger ängstlich.

29./XII. Ist wieder vollständig versunken (wie am 16./XII.): bezieht alles auf sich, wagt sich kaum zu rühren: „Sie sind alle schlecht gegen mich, immer reden sie auf mich ein"; ist sehr mißtrauisch.

7./I. 1887. Patientin ist stuporös und ängstlich, abulisch, bewegt sich nicht aktiv (nur geschoben u. s. w. und dann äußerst langsam). Vollständig motorische Gebundenheit. Giebt keine Antwort, ißt allein, aber ebenfalls langsam und unentschlossen.

20./I. Zustand unverändert.

7./II. Patientin ist weniger ängstlich, lächelt verlegen; aber immer noch unentschlossen und willenlos verhält sie sich und spricht noch nicht.

4./3. Immer noch verlegen, abulisch, sitzt den ganzen Tag still; angeredet, lacht sie nur, antwortet höchstens „ja“ oder „nein“, „gut“ u. s. f.

29./III. Gleicher Zustand.

16./IV. Allmähliche Besserung. Patientin beschäftigt sich etwas, antwortet etwas mehr, indes immer noch verlegen.

22./IV. Sehr langsame Veränderung.

20./V. Patientin ist seither im wesentlichen gleich geblieben, ist äußerst schüchtern und verlegen, arbeitet aber, wenn sie sich unbeobachtet glaubt, sehr fleißig.

24./VI. Status idem.

4./VII. Patientin arbeitet, lacht vor sich hin, sonst unzugänglich.

28./VII. Ist versunken, arbeitet wenig, schläft bei der Arbeit ein, ist unzugänglich.

9./VIII. Unverändert.

20./VIII. Etwas zugänglicher, arbeitet wieder. „Es geht besser.“

20./IX. Plötzliche Erregung: „Ich bleibe nicht hier, die bei mir sind Huren.“ Schimpft entsetzlich.

21./IX. Wieder Beruhigung. (Öfters Erbrechen und Aufstoßen).

2./X. Aufstoßen mit eigentümlich piependem Ton, dabei Stottern.

10./X. Patientin war nachts sehr unruhig, weinte viel.

11./X. Hat hypochondrische Ideeen: behauptet, nicht sprechen zu können, drückt auf die Stirn, um die Worte herauszubringen, stottert dabei stärker; spricht und drückt, wie wenn ihr etwas im Oesophagus stecke; das Sprechen wird viel durch Aufstoßen unterbrochen.

11./X. Stottert immer noch, kann das Aufstoßen öfters unterdrücken. Nachts Erbrechen, dann Aufstoßen, wobei sie aufschreit und jauchzenähnliche Töne von sich giebt.

21./X. Schluchzt von Zeit zu Zeit.

25./X. Nachts plötzlich erregt, weint, schluchzt; am Morgen Aufstoßen und Stottern so stark, daß Patientin kaum verständlich ist.

21./X. Noch ganz benommen, schluchzt immer wieder.

29./X. Wieder Erbrechen und stärkeres Aufstoßen mit Schluchzen und Schreien.

1./XI. Nachts erregt, schreit laut auf, singt ein Lied nach dem andern, schluchzt darunter.

4./XI. Hat nachts wieder plötzlich aufgeschrieen und eine Zeit lang gebrüllt; nachher wurde sie wieder ruhig.

17./XI. Hält den Arzt für ihren Mann; früher sei er Tischler gewesen, hätte dies aber nur simuliert, jetzt sei er von Gott erleuchtet, sie sei himmlisch.

2./XII. Patientin ist sehr verschlossen, eigenwillig, lacht oft plötzlich auf, redet den Arzt nur „Du“ an.

20./XII. Zeitweise plötzlich erregt, schimpft über schlechtes Essen.

16./I. 1888. Hält den Arzt stets für ihren Mann.

31./I. Vollständig unveränderter Zustand.

9./II. Halluciniert wieder, schimpft, verkennt Personen, scheint Größenideeen zu haben, ist anspruchsvoll.

23./II. Status idem. Zwischen den Erregungszuständen ist Patientin verschlossen, abwehrend, lacht geheimnisvoll vor sich hin.

12./III. Anfall (?): Patientin kollabiert, sieht sehr blaß aus. Puls stark beschleunigt. Bewußtsein nicht ganz erloschen. Dauer ca. $^1/_2$ Minute.

17./III. Patientin ist wieder erregt, will bessere Kost und Kleider haben, schimpft.

26./III. Ist unzugänglich, versunken.

5./IV. Wieder kollapsähnlicher Anfall; Patientin sitzt auf dem Sofa, wird plötzlich blaß, legt sich um, scheint bewußtlos, erhebt sich sofort wieder. Temperatur unmittelbar nachher 36,2°, Puls 68.

11./IV. Wieder verschlossen, geheimnisvoll.

27./V. Ganz und gar der alte Zustand: Patientin ist erregt, aggressiv, schimpft, schreit auf u. s. w., so daß sie am

23./VIII. ungeheilt überführt wird nach Hubertusburg.

Über den weiteren Verlauf berichtet die Anstaltsdirektion zu Hubertusburg im März 1895 folgendes:

Bald nach ihrer Aufnahme (den 23. August 1888) hat sich bei Frau Henriette Richter ein Zustand heftig erregter Verworrenheit ausgebildet mit massenhaften Sinnestäuschungen des Gesichts und Gehörs, so daß sie wegen ihrer Gewaltthätigkeit längere Zeit auf der Zellenstation verpflegt werden mußte: Zugleich zeigten ihre Äußerungen schon damals, daß sie unter dem Einfluß bestimmter expensiver Wahnideen stand, indem sie bessere Kleidung und Kost, sowie ehrende Behandlung verlangte. Später ergab sich, daß sie sich für eine Gräfin Henneberg hielt. Sehr bald sind bei Frau Richter die Symptome geistigen Verfalls hervorgetreten. Zur Zeit bietet sie das Bild sekundären Schwachsinns mit Erregung dar.

Fall VI. 1887.

Bruno Emil L., 21 Jahre, Gummifabrikarbeiter.

Ärztliches Attest: „. . . . . soll in seiner Wohnung heftige Szenen hervorgerufen haben durch große Erregtheit. Sein Verhalten bei der Exploration läßt den Verdacht auf Verfolgungswahnideeen und geistige Verwirrtheit nicht unterdrücken“.

1) Angaben des Patienten selbst: Der Vater fiel im Kriege 1870/71, die Mutter ist an der „Verzehrung“ gestorben. Erbliche nervöse Belastung ist nicht nachzuweisen. Patient selbst ist, abgesehen von Masern, in der Kindheit stets gesund gewesen, will auch kein Trauma capitis erlitten haben. Im Jahre 1885 litt er an einer „Mastdarmentzündung“, welche mehrere Wochen dauerte, und in deren Verlaufe sich ein Stück Mastdarm abstieß. Er arbeitete in einer Tapetenfabrik, seit dem 24./I. 1887 aber war er in einer Gummifabrik mit „Blasen“ beschäftigt. Seit einigen Tagen wurde er dann unruhig, ging nachts umher; was er gemacht hat, kann er nicht sagen; es war ihm, als habe man ihn verfolgt. Bei der Arbeit ist es ihm mitunter ganz sonderbar vorgekommen. So hat er einmal mit einer Kiste zu thun gehabt, wobei es ihm gewesen sei, als wäre die Kiste überall zugenagelt (thatsächlich scheint das nicht der Fall

gewesen zu sein). Er war darüber ratlos, hat auch zuweilen gar nicht gewußt, wo er war; dabei erfaßte ihn Schwindelgefühl.

2) Erzählung der Hauswirtin: Der Kranke lebte sehr solide, trinkt nicht. Er ist ihr in psychischer Beziehung in keiner Weise aufgefallen bis zum 30./I. 1887, wo er mit einem Bekannten seinen Lohn ausrechnete und damit nicht fertig werden konnte. Er gebrauchte lange Zeit dazu, rechnete immer wieder nach. Am folgenden Tage ging er wieder in die Fabrik. Als er abends nach Hause kam, erweckte er den Eindruck, als ob er gekneipt hätte, er kam bei der Unterhaltung von einem zum andern; seine Nase war auffallend rot. Er soll schwefelartig aus dem Munde gerochen haben.

Am 1./II. war er früh ganz verständig; abends kam er verstört heim, erzählte wiederholt immer dasselbe. Wieder fiel die Röte der Nase auf. Am folgenden Morgen war er wieder „ganz bei Verstande", abends kam er erregt nach Hause. Er beklagte sich darüber, daß die Fabrikarbeiterinnen ihn veralbern wollten, weil er kurzsichtig sei (cf. Fall X). Am 3./II. früh ließ er sich zwar überreden, in die Fabrik zu gehen, kehrte aber schon um 10 Uhr wieder nach Hause zurück und legte sich unter heftigem Weinen ins Bett. Erregung wechselte mit Ruhe. — Er war furchtsam und ängstlich, sprach öfters zur Hauswirtin: „Sie thun mir doch nichts?" Er konnte nur eben daran verhindert werden, aus dem Fenster zu springen.

Daß die Fabrikmädchen ihn veralbert haben, ist Thatsache. Grund dazu glaubten sie darin zu finden, daß L. sich wegen seiner Kurzsichtigkeit tief auf die schwefelkohlenstoffhaltigen Gefäße herabbeugen mußte. — Seine Arbeit in der Fabrik soll im Beizen von Gummicordons bestanden haben.

Bei der Aufnahme (am 3./II. 1887) erscheint Patient leidlich klar, kann gewöhnliche Fragen beantworten; er behauptet, daß man ihn in der Fabrik „veralbert" habe. Daß er aufgeregt gewesen sei, giebt er zu. Sonst treten z. Z. keine Verfolgungsideeen hervor.

Status praesens: Mittelgroßer Mann in mittelmäßigem Ernährungszustande, mit blasser Gesichtsfarbe, anämischen Schleimhäuten. Schädel normal geformt. Keine Parese im Gesicht. Etwa 3 Finger breit oberhalb des linken Ohres findet sich eine etwa pfennigstückgroße flache Narbe, die auf dem Knochen gut verschiebbar ist und nicht schmerzt. Patient kann nicht angeben, woher sie rührt.

Die Zunge wird gerade hervorgestreckt, zittert nicht; sie ist mit etwas zähem Schleim belegt. Die Pupillen sind gleich weit, reagieren gut auf Lichteinfall. Lungen: RHU etwas rauhes Atmungsgeräusch, sonst o. B. Herz: Dämpfungsgrenze normal, Töne rein; die Herzaktion ist unregelmäßig: stete Wechsel von normalem und rascherem Tempo. Dieselbe Unregelmäßigkeit ist am Puls zu beobachten; Pulsfrequenz = 92. Unterleibsorgane, Genitalien normal. Sensibilität und Motilität intakt, desgleichen die Patellarreflexe, wogegen die Cremaster-Reflexe fehlen. Temperatur = 38,4° C.

Verlauf:

4./II. Patient hat ruhig geschlafen. Früh morgens ist er wieder etwas unruhig, versteckt sein Gesicht, fängt an zu weinen; wird er angeredet, so erscheint er klar, giebt seine Anamnese an. Wie mit einem Schlage ändert sich sein Benehmen; er fängt wieder an zu weinen, um ebenso plötzlich wieder damit aufzuhören.

Der spezielle Grund der Traurigkeit ist nicht recht zu erfahren; einmal äußerte er: „Weil jener (ein anderer Patient, welcher „weint") lacht; zweifellos halluciniert er. Er ist eigentümlich heftig in seinem Gebahren, sieht sich ängstlich um: „Ich weiß nicht, was in diesem Zimmer vorgeht". — Temperatur 37,3^0, Puls 80.

Am Nachmittag wird er sehr unruhig, verläßt fortwährend das Bett, weint viel, spricht ganz verwirrt. Er wird so laut, daß er isoliert werden muß. Dabei ist er sehr ängstlich, glaubt sich offenbar verfolgt, schreit laut und klammert sich überall an. Er verkennt Personen, hält die anderen Kranken z. B. für Fabrikarbeiter.

5./II. Patient war trotz Paraldehyd sehr unruhig und laut in der Nacht, schlug mit großer Gewalt gegen die Zellenthür. Morgens ist er etwas ruhiger, kommt ins Bett. Personenverkennung: hält mehrere Wärter für den Fabrikdirektor. Er verläßt zuweilen sein Bett, ist ängstlich.

Nachmittags ist er wieder sehr laut, muß isoliert werden. Abends giebt er an, er habe von Gott geträumt. Er hat Schwindelgefühl, es kommt ihm auch so vor, als ob die Wände sich auf ihn neigten, und er macht eigentümliche Abwehrbewegungen mit den Händen.

Die Zunge ist schmutzig-braun belegt und sehr trocken wie der ganze Schlund. Foetor ex ore.

6./II. Patient ist unaufhörlich erregt, schreit laut, schlägt gegen die Thür, meint, man wolle ihn umbringen. Phosphorpillen.

7./II. Ist total verwirrt, schreit laut, hält Kranke und Wärter für Fabrikarbeiter; ist desorientiert, glaubt, in der Fabrik zu sein. Gegen Abend etwas ruhiger.

8./II. Ist recht laut, jammert. Zeigt ein eigentümlich theatralisches Gebahren, ruft in affektierter Weise: „Meine Minna!"

9./II. Ruhiger, bleibt wenigstens im Bett. Erscheint eigentümlich traumartig und benommen; wiederholt stets die vorgelegten Fragen, ohne sie zu beantworten. Sitzt aufrecht im Bett und wiegt mit dem Kopf. Halluciniert: hört die Stimme seines Bruders und verläßt das Bett, um ihn zu suchen.

10./II. Benommenheit dauert an.

18./II. Gleicher Zustand. Ißt gut, sieht aber sehr blaß aus.

20./II. Wieder unruhig. Läuft im Zimmer herum, will fort. Gesichtshallucinationen: sieht Schriftzüge an der Wand.

27./II. Status idem.

1./III. Furunkel am Gesäß, der ihm sehr unbequem ist. Patient läßt Urin unter sich.

5./III. Ist verdrossener Stimmung, sehr widerstrebend, verläßt das Bett.

13./III. Patient halluciniert: „Die Leute sagen, ich hätte das Greisenalter verflucht".

16./III. Ist desorientiert, verkennt Personen, halluciniert, horcht, sieht sich erschreckt um.

19./III. Wird plötzlich sehr erregt, springt aus dem Bett, wird aggressiv, verweigert die Nahrung.

2./IV. Status idem: unruhig, verdrossen und mürrisch, beantwortet Fragen erst nach mehrfacher Wiederholung, aber dann korrekt, doch mit leiser Stimme. Zuweilen unrein.

3./IV. Temperatur ist von 38,0 auf 38,5° gestiegen. Ziemlich starke Infiltration (Furunkel in der Tiefe) am Gesäß. Hydropathischer Umschlag.

4./IV. Temperatur 37,0—37,5°; Puls 84.

6./IV. Temperatur 37,1°.

10./IV. Furunkel abszediert und entleert. Psychisches Verhalten des Patienten unverändert.

11./IV. Erkennt nicht den ihn besuchenden Bruder.

24./IV. Halluciniert immer noch (Inhalt schwer zu erkennen); meint: „Der Doktor muß geschlachtet werden“.

1./V. Derselbe Zustand. Patient ist seit einigen Tagen außer Bett, sieht recht blaß aus, ißt aber ganz gut.

11./V. Halluciniert, spricht viel vor sich hin: „Der Lindner hat den reichen Brüdern die Ehre genommen.“ Macht eigentümliche Bewegungen.

29./V. Keine wesentliche Änderung.

8./VI. Patient klagt ziemlich konstant über Stirnkopfschmerz, ist psychisch unverändert.

28./VI. Wie am 8./VI.

30./VI. Sehr benommen, unrein mit Urin; glaubt in nächster Zeit sterben zu müssen.

11./VII. Er heiße nicht L., sondern „Neumann“. Herr Dietz (Personenverkennung) habe es ihm gesagt.

21./VII. Heißt jetzt „Niemannn“. Sonst unverändert.

5./VIII. Heißt wieder L., ist weniger mürrisch und unzugänglich.

24./VIII. Entschiedene Besserung. Bewegt sich lebhafter, giebt bessere Auskunft, ist freundlicher. Keine Kopfschmerzen mehr vorhanden. Hat sich körperlich sehr erholt.

20./IX. Patient ist noch verstimmt, scheint noch zu zweifeln in Bezug auf seine Person, ob er L. heiße.

15./X. Ist viel regsamer geworden, schließt sich anderen Kranken an, ist freundlich und zuvorkommend. Hat völlige Krankheitseinsicht. Körperlich hat er zugenommen: gute Gesichtsfarbe.

20./X. Geheilt entlassen.

Fall VII. 1887.

Valentin W., 25 Jahre, Gummifabrikarbeiter.

Ärztliches Attest: „. . . . ist geisteskrank. Derselbe leidet an Verfolgungsideen und Aufregung“.

Anamnese (Angaben der Hauswirtin): Die Eltern des Patienten sind tot. Dieser kam frisch und gesund in die Fabrik, wo er seit etwa

7 Wochen arbeitet. Er klagte schon dann und wann über Kopfschmerzen, zeigte sich aber sonst psychisch völlig normal.

14 Tage vor seiner Aufnahme in die Klinik bot er die ersten Spuren von Geistesstörung. Als er eines Abends nach Hause kam, fiel es auf, daß er immer dasselbe erzählte. Er war ganz verstimmt, übelgelaunt, gereizt. Jede Ansprache wies er zurück: „Ärgert mich nicht". Dabei klagte er, daß es ihm so dumpf im Kopfe sei, er müsse in die frische Luft. Er ging auch fort, kam aber bald wieder, hatte aber keine Ruhe zu Hause und ging wieder fort. Dasselbe Verhalten zeigte er auch in den nächsten Tagen. Er fürchtete sich, allein zu sein, weckte seinen Kameraden und bat sich dessen Begleitung aus, machte überhaupt den Eindruck, wie wenn er Verfolgungsideen hätte, behauptete auch, er wäre bei schlechten Menschen gewesen, man hätte ihn mit einem Messer stechen wollen. Zeitweise Hallucinationen: er griff nach Gegenständen auf dem Bette, die gar nicht vorhanden waren, und sagte dann: „Es ist nichts". Auch beging er verkehrte Handlungen, war wie abwesend. Er schien auch Sachen und Personen zu suchen, sagte einst, als er nach Hause kam, er habe nichts angetroffen.

Am Tage vor der Aufnahme benahm er sich sehr auffällig: lief eine ganze Zeit lang um den Tisch herum. In der Fabrik, wo er noch bis Mittag gearbeitet hatte, schickte man ihn nach Hause. Hier erschien er sehr ängstlich, zitterte, wollte fort, zog sich ganz verkehrt an, wurde plötzlich von Müdigkeit befallen, verlangte mit einem Male während des Essens, zu Bett zu gehen.

In der folgenden Nacht traten wieder Angstzustände ein, er lief von Hause fort. Am Morgen des Aufnahmetages ist er auf dem Markte im Kreise herumgelaufen und hat seinen Rock ausgezogen.

Er hat immer solide gelebt, nach keiner Richtung hin exzediert. —

Spätere anamnestische Angaben des Patienten selbst: Im 7. Lebensjahre erlitt er durch Fall einen Bruch des linken Oberschenkels, etwas unterhalb des Halses, wovon eine Verkürzung zurückblieb trotz Streckverbandes, deretwegen er vom Militär frei kam.

Im Alter von 15 Jahren erhielt er einen Steinwurf gegen die linke Kopfseite, wovon noch Narbe sichtbar. Mit 17 Jahren hat er viermal Tage lang gelegen und klagte damals über Leibschmerzen. An Epilepsie oder Schwindelanfällen will er nie gelitten haben, fühlte sich früher stets gesund und kräftig.

Status praesens:

20./II. (Aufnahme.) Übermittelgroßer Mann von sehr kräftigem, doch plumpem Körperbau, mäßig genährt. Schädel normal groß; keine Degenerationszeichen. Etwas oberhalb des Tuber parietale sin. findet sich eine fingerkuppengroße Depression im Knochen, von dem oben erwähnten Steinwurf herrührend; die Haut ist hier weniger verschieblich, es besteht jedoch keine Schmerzhaftigkeit. Pupillen gleich weit, reagiereu prompt auf Lichtreiz und Akkomodation. An den Brust- und Abdominalorganen keine gröberen Veränderungen. Sensibilität und Motilität intakt. Patellarreflexe gut erhalten.

In psychischer Hinsicht macht Patient einen eigentümlich benommenen Eindruck; dabei ist er halb weinerlicher, halb ärgerlicher Stimmung.

Verlauf:

21./II. Patient war unruhig, glaubt, man will ihn umbringen, man stelle ihm nach: „Ich bin ein ehrlicher Mensch und halte zu Kaiser und Reich" (deutet wohl auf Hallucinationen hin). Nahrungsverweigerung. Puls 80—72, Temperatur normal.

22./II. Religiöse Ideen ohne deutlichen Zusammenhang, er spricht viel von Gott und den Kirchen. Trotz Chloral schlaflos, verließ oft das Bett, plötzlich stürzte er sich auf den Wärter und sucht ihn zu erwürgen. Am Tage ganz benommen, spricht gar nicht, wieder aggressiv. Isolierung.

23./II. Tobsüchtig erregt, zerreißt seine Kleider, schlägt gegen die Thüre. Verweigert die Nahrung ganz und gar.

24./II. Ganz stuporös, ißt nicht.

26./II. Status idem.

27./II. Weniger stuporös, aber gereizter Stimmung. Vergiftungsideen, ißt aber etwas.

1./III. Meist stuporös, spricht fast gar nicht. Dieselben Vergiftungsideen, ißt aber von selbst.

4./III. Vorwiegend Stupor, doch mitunter etwas freier. Äußerst gereizt und abstoßend gegen den behandelnden Arzt. Ißt etwas besser. Ziemlich starke Cyanose des Gesichts und der Füße und Hände. Puls recht klein, 60—72.

6./III. Stupor hat zugenommen. Patient ißt schlechter (Vergiftungsideen?). Unrein. Puls 72—68.

7./III. Blutig-diarrhöeischer Stuhl. — Patient läßt sich behufs Untersuchung gar nicht beikommmen.

8./III. Starke Benommenheit. Keine Diarrhöe. Puls 60—68. Wein, Kampher.

9./III. Puls 64—60. Sehr abstoßendes Benehmen.

10./III. Puls 60—56.

11./III. Puls 44—46, klein. Patient fast ganz stuporös, spricht fast gar nicht, will nicht essen.

12./III. Puls 76—60. Etwas zugänglicher.

13./III. Puls 50—54. Cyanose noch ziemlich stark. Vergiftungsideen.

14./III. Puls 84—76. Einige Zeit hindurch Erregung: Patient singt, pfeift, verursacht durch Klopfen großen Lärm, dann ist er wieder mit einem Male stuporös.

17./III. Puls 68—72. Cyanose geringer. Stupor.

21./III. Vorübergehende Erregung. Puls 54.

23./III. Puls zeitweise bloß 40.

24./III. Stupor und Erregung wechseln ab (Patient lacht laut auf, halluciniert).

25./III. Puls 44—54, dikrot. Patient springt oft aus dem Bett, halluciniert, spricht von einem Schwur, den er dem Kaiser gethan; er wolle alles ausführen, was ihm befohlen sei; umbringen lasse er sich nicht.

28./III. Hört Zurufe, denen er folgt. Puls 60—48.

30./III. Laute, tobende Erregung. Isolierung.

31./III. Deprimierte Stimmung: weint, verweigert die Nahrung.

2./IV. Große Unruhe. Halluciniert offenbar stark. Puls 52.

7./IV. Die Wahnideen, daß er umgebracht werden solle, bestehen noch; er spricht viel von schlechten Menschen. Nähere Nachfrage danach beantwortet er mit: „Ich weiß, was ich weiß". Schlaf und Appetit gut.

11./IV. Halluciniert stark; steigt aus dem Bett, horcht an der Uhr, aus welcher Stimmen kommen.

12./IV. „Unseren Kaiser haben sie umgebracht." Geht öfters in die Ecke, um nachzusehen, wer ihn gerufen hat. Ist sonst zugänglicher und freier. Puls 44, klein.

16./IV. Antwortet nicht inkorrekt, ist über seinen Aufenthalt orientiert. Hallucinationen bestehen noch in gleicher Form.

21./IV. Hört noch, daß man ihn umbringen will.

24./IV. Beim Besuch der Schwester wieder erregt, weint. Halluciniert: hat gehört, daß der deutsche Kaiser in Rußland ermordet worden ist. Er meint, er sei zum Kriege eingezogen; der liebe Gott habe es ihm gesagt, er solle dem Kaiser schwören und Soldat werden.

2./V. Große Unruhe und Hallucinationen.

11./V. Schleift die Stühle durchs Zimmer, erregt Lärm.

26./V. Klagt über Kopfschmerz.

10./VI. Patient ist zeitweise recht unruhig und eigensinnig, verkehrt in allem seinem Handeln: läuft von einer Bank zur anderen, um sich dann auf die Erde zu legen; springt plötzlich auf, setzt sich oder drängt sich zwischen zwei aneinander sitzende Patienten, um sofort wieder aufzustehen.

3./VII. Große Erregung: schimpft und schreit sehr laut.

11./VII. Große Benommenheit und starke Salivation.

18./VII. Große Unruhe: „Ich bin verhext".

29./VII. Status idem.

10./VIII. Patient ist sehr unruhig, trabt längere Zeit im Garten umher. Starke Salivation.

30./VIII. Stupor. Starke Salivation.

31./VIII. Springt plötzlich aus dem Bett, läuft auf dem Korridor eine Strecke, kehrt plötzlich wieder um.

20./IX. Patient wird in seiner Unzugänglichkeit und seinem Stupor plötzlich ohne äußere Veranlassung zornig erregt, aggressiv gegen andere Patienten.

29./IX. Sehr reizbar, schlägt gleich zu. Verkennt Personen, glaubt sich verfolgt.

9./X. Neckt und schlägt andere Kranke.

30./X. Keine besondere Veränderung.

15./XI. Etwas ruhiger und geordneter in seinem Benehmen.

6./XII. Halluciniert noch, geht im Kreise herum und bedroht andere Patienten.

17./XII. Status idem.

29./1. 1888. Status idem.

15./2. Patient ist häufig brutal gegen andere Kranke. Hallucinationen stellt er in Abrede. Er ist oft ganz versunken, geht auf irgend etwas zu, als ob er etwas vorhätte.

15./III. Stärkere Salivation. Große Reizbarkeit.

17./III. Verspürt zuweilen Übelkeit und stinkende Dünste vor der Nase.

22./III. Tobt ohne jeden Grund.

5./IV. Etwas fügsamer, doch keine Krankheitseinsicht.

8./IV. Zerreißt in Wut seine Weste.

24./IV. Ist sehr zerfahren, spricht vor sich hin. Hilft aber bei der Arbeit sehr fleißig und geschickt.

30./V. Seit einiger Zeit Besserung, geordneteres Benehmen; Krankheitseinsicht.

4./VI. Geheilt (?) entlassen.

Fall VIII.

Anna D., 30 Jahre, Gummifabrikarbeiterin.

Anamnese: Patientin giebt (später) an, vor ungefähr 2 Jahren in einer Gummifabrik beschäftigt gewesen zu sein. Da sie wenig im Vulkanisierraum zu thun hatte, sei ihr nichts passiert. Erst als sie sich täglich 3—4 Stunden lang in diesem Saale mit „Sauger aufziehen" befassen mußte, sei es ihr „drehend geworden im Kopf," schließlich so arg, „wie es einem Betrunkenen nicht schlimmer sein kann". An der frischen Luft soll es besser geworden sein. Sie mußte die Arbeit aufgeben und anderweitig in Dienst treten, bis sie nach einigen Tagen an einer Lungenentzündung erkrankt sein und etwa 7—8 Wochen an Husten gelitten haben will (es wurde ihr eine nach bitteren Mandeln schmeckende Medizin verordnet).

In letzter Zeit (genauere Angabe unmöglich zu erhalten bei der auftretenden starken Ideenflucht der Kranken) habe sie wieder in einer Gummifabrik gearbeitet. Es seien ihr dort anfangs Gesicht, Augen u. s. w. geschwollen, weshalb sie eine Maske zum Atmen erhalten habe. Trotzdem sei sie „krank" geworden; im Kopf sei sie aber vollständig gesund; im Magen und Unterleib dagegen habe sie Schmerzen, und der Mund sei geschwollen und entzündet.

Später sagte sie noch aus, vor 4 Jahren im Krankenhause an Meningitis cerebro-spinalis behandelt worden zu sein.

Nach Angabe der Wirtin soll sie vor kurzer Zeit (wahrscheinlich künstlich) abortiert haben, sich als Puella publica herumgetrieben haben und Potatrix sein.

Status praesens (Aufnahmetag, 6./XI. 1887):

Patientin ist unruhig, in fortwährender Bewegung, maniakalisch erregt: lacht, singt, spricht fortwährend, starke Ideenflucht. Nachher geht sie fortwährend aus dem Bett: „Nein! so dumm! wollen sie mich ins Bett stecken; ich bin gar nicht krank; ich muß nur immer etwas zu thun haben, muß Bewegung haben (geht, die Arme kreuzweise zusammenschlagend, herum); arbeiten will ich, ich muß Geld verdienen." Sie ist desorientiert, glaubt im Spital zu sein, will „in eine andere Baracke", hat aber keine Krankheitseinsicht, klagt nur über Leibschmerzen, ist sehr ungeniert (Flatus), unzufrieden mit dem Essen; jedoch keine Größenideen bemerkbar.

Körperlich ist sie ein kleines, sehr fettreiches Individuum. Schädel etwas breit, brachycephal; Stirn niedrig, spitz zulaufend. Pupillen gleich weit, reagieren etwas träge. Keine Lähmungserscheinungen im Gesicht. Leichtes Ödem der oberen Augenlider. Zunge belegt, zeigt fibrilläre Zuckungen. Lungenlebergrenze im 6. Interkostalraum; Atem rauh, überall feine Bronchitis. Herzgrenzen normal, -töne rein. Abdomen leicht schmerzhaft gespannt. — Harn ohne Befund. Temperatur 36,3; Puls 70. — Therapie: Bromwasser $^3/_4$ Fl. (7,5 g Salze).

Verlauf:

7./XI. Patientin schläft am Tage sehr viel (Brom), wach ist sie sofort wieder maniakalisch, geht dann immer aus dem Bett, läuft hin und her. Mischt sich dreist in alles ein.

9./XI. Schläft nachts sehr wenig, am Tage noch ziemlich viel, klagt früh über Müdigkeit, eingenommenen Kopf.

10./XI. Menses. Psychisch unverändert. Blutuntersuchung ergiebt weder mikroskopisch, noch spektralanalytisch Besonderes.

12./XI. Patientin wieder ruhiger.

15./XI. Viel ruhiger, doch noch sehr labiler Stimmung, leicht erregbar und verstimmt. Keine Krankheitseinsicht, will nie krank gewesen sein. Amnesie (partiell) für die Zeit, ehe sie in die Klinik kam.

19./XI. Psychisch ziemlich klar, giebt jetzt zu, durch den „Schwefelalkohol" aufgeregt worden zu sein. Von ihren sonstigen Antecedentien (s. o.) will sie nichts wissen.

23./XI. Sehr starke Vaginitis. Urethraöffnung gerötet, entleert aber auf Druck kein Sekret. Patientin wird ins Jakobsspital verlegt.

Wiederaufnahme am 19./XII. 1887.

Patientin wurde in den letzten Tagen im Jakobsspital wieder sehr erregt, schimpfte über die anderen Kranken, „die sie schlecht machen, ihr alles Mögliche nachsagen"; lief im Zimmer umher, rief: „Das lasse ich mir nicht gefallen, ich will fort, will arbeiten" (wie früher hier). Bei der Aufnahme ist Patientin laut, schreit: „Ich bleibe nicht hier, will fort"; weint, schimpft über die bösen Frauen im Krankenhause, beruhigt sich aber bald.

20./XII. Patientin hat sehr gut geschlafen, ist vollständig ruhig und klar, läuft jedoch noch viel hin und her, ist leicht gereizter Stimmung.

28./XII. Bietet jetzt nichts Abnormes mehr dar.

12./I. 1888. Geheilt; wird, bis sie eigenes Unterkommen findet, dem Georgenhaus überwiesen.

Fall IX. 1891.

Karl B., 19 Jahre, Gummiarbeiter.

1. Aufnahme am 14./IV. 1891.

Anamnese (nach Angaben des Patienten selbst während seines Aufenthaltes in der Klinik): Stammt aus gesunder Familie und war, abgesehen von Kinderkrankheiten und einem vor $1^1/_2$ Jahren überstandenen Typhus, nie krank gewesen. Bis letzte Weihnachten war er $3^1/_2$ Jahre zur See und in Amerika und „mäßiger“ Potator als Seemann (12 „kleine Korn“ pro die auf dem Schiff). Mit Frauenzimmern will er nie zu thun gehabt haben.

Nachdem er am 22./III. 1891 in einer Gummifabrik Arbeit gefunden hatte, wo er mit Vulkanisieren und Blasen beschäftigt wurde, wurde er in der zweiten Arbeitswoche von einen Tag anhaltendem, heftigstem Kopfschmerz befallen. Vier Wochen später kam er infolge eines Angriffes auf das Mädchen seines Freundes bei einem Tanzvergnügen mit der Polizei in Konflikt, wodurch er in große Erregung geriet. Er fand nirgends Ruhe, bekam Blutwallungen nach dem Kopf, Flimmern vor den Augen. Nachts stand er wiederholt auf und mußte erbrechen. Am anderen Morgen war er so erregt, daß er im Hemd auf die Straße lief, so daß er seitens der Polizei in die Irrenklinik geschafft wurde.

Verlauf:

14./IV. Patient ist sehr aufgeregt, nicht zu einer geordneten Antwort zu bringen; er schreit, lacht, singt durcheinander, spricht unzusammenhängendes Zeug: „Ich habe keinen Stolz, und Ihr denkt, ich habe Stolz im Kopfe, ich komme von Philadelphia, bin zu Fuß nach Baltimore und Washington gegangen.

Er wird so aufgeregt, daß er isoliert werden muß. In der Zelle schreit und singt er in einem fort, schlägt dazu den Takt mit der Faust an der Thür und den Fensterscheiben. Er hat sich die Strümpfe ausgezogen und die Hosen bis an die Oberschenkel heraufgestrichen.

Somatisch ist irgend eine Abnormität nicht nachzuweisen. Pupillen, Reflexe in Ordnung. Keine nachweisbare Geschlechtskrankheit.

Abends halluciniert er, er sähe ein Mädchen mit roter Taille und einem Pudelkopf; die habe er heiraten sollen; die wolle aber nicht ihn, sondern ginge mit einem „Louis“. Zwischendurch ist er sehr erregt, schreit: „Ich habe keinen Alkohol im Kopf, ich lasse mich von Euch nicht für dumm halten. Er verkennt auch Personen, hält Wärter und Arzt für Fabrikpersonal.

15./IV. Derselbe Zustand. Sulfonal 2,0 ohne Erfolg.

16./IV. Halluciniert viel, schwatzt sinnloses Zeug. Dann singt er wieder.

18./IV. Status idem trotz abermaligem Sulfonal; abends schläft er.

19./IV. Schläft bis gegen 11 Uhr vormittags und dann wieder weiter bis Nachmittag. Abends ist er wieder aufgeregt, singt, schreit.

20./IV. Dasselbe Krankheitsbild. Sulfonal.

21./IV. Patient ist morgens so ruhig, daß er in den Saal gebracht werden kann.

Rechte Pupille weiter als links; beide reagieren gut.

Patient scheint noch desorientiert.

24./IV. Patient ist vollkommen klar, weiß aber nicht, was gewesen ist, sagt, er hätte ein Loch im Kopf gehabt, das sei vom „Schwefelalkohol“.

Wird auf Wunsch der Angehörigen entlassen.

2. Aufnahme am 2./V. 1891.

Patient wird am 2./V. 1891 wieder in die Klinik gebracht. Er ist in lustiger Stimmung: singt und pfeift. Hose und Ärmel hat er sich aufgekrämpelt mit der Begründung, „dies sei so sein Geschmack". Er ist vollkommen orientiert; er weiß nur nicht, weshalb er schon hier gewesen ist. Er erkennt den Arzt und die Kranken, weiß deren Abteilung. Im übrigen spricht er ohne Zusammenhang von seinen Reisen. Das Mädchen mit der roten Taille sieht er auch wieder. Er äußert, „aus der Ventilationsöffnung hätte es gerochen, es sei etwas darin", was, weiß er nicht.

Er behauptet, auf dem Bau, nicht in der Fabrik gearbeitet zu haben; er habe Bier getrunken.

Somatischer Status: Pupillen sind gleich, reagieren. Augenbewegungen ohne Störung. Im Facialisgebiet keine Lähmung, kein Tremor. Zunge wird gerade herausgestreckt, zittert nicht. Keine Sprachstörung, kein Tremor der Hände.

Untersuchung der Brust- und Bauchorgane o. B. Patellarreflexe vorhanden.

Verlauf: Patient war in der Zelle unrein am 3./V., singt, geht umher, spricht durcheinander.

4./V. Patient hat geschlafen, ist ruhig, doch indecent; war abends betreffs Ort und Zeit orientiert, verkennt aber den Arzt.

5./V. Ist morgens ziemlich aufgeregt, abends beruhigt, doch Krankheitseinsicht fehlt.

7./V. Wieder unruhig, spricht durcheinander.

9./V. Ist mißgestimmt und weint; „es wäre alles Lug und Trug hier, er wäre ganz gesund gewesen, als er hierher kam; das deutsche Vaterland sei verkauft worden (von einem Patienten), er habe es in der Zeitung gelesen."

10./V. Patient sagt aus, nicht zu wissen, was er tags zuvor gesagt habe, wird leicht erregt, weil er hier zu viel geärgert werde. Er verlangt einen Strick, um seinem Leben ein Ende zu machen. Ist anscheinend verwirrt. Wird auf den Wachsaal und ins Bett gebracht.

11./V. Gerät bei der Exploration sofort in Weinen. Verkennt Personen, spricht durcheinander von Torpedobooten und verbrannten Papieren.

15./V. Patient, welcher zu Bett bleibt, ist wechselnder Stimmung: lacht oder weint.

21./V. Ist größtenteils unruhig, geht oft aus dem Bett, singt, pfeift; sagt, er hätte hier keine Ruhe.

29./V. Nachdem Patient in den letzten Tagen ruhig und klar gewesen war, wird er im Garten plötzlich erregt, erhebt die Finger, da er einen Eid leisten müsse; er habe die rote Krone. Er hält einen Mitpatienten für Bismarck. Glaubt, man wolle ihn betrügen, weint.

1./VI. Behauptet, nicht B. zu heißen. Dieser Name sei ihm in der Jugend nur so beigelegt; er sei von vornehmer Herkunft.

10./VI. Ist seit einigen Tagen ruhiger. Heute ist er mißgestimmt; es ginge ihm trübe, er sähe hier keine Geschwister, keine Eltern; möchte entlassen werden. Er erklärt, an seinen Füßen seien Gespenster vorbeigegangen. Er scheint auch Gehörshallucinationen zu haben: Er hört, wie gesagt wird: „Der nimmt ihn, der nimmt ihn“.

19./VI. Abermals aufgeregt: wirft die Schuhe fort, verleugnet seinen Namen, sucht im Garten allerlei zusammen: Hosenträgerstücke, Cigarrenüberreste, Äpfel u. s. w. und steckt es ein.

23./VI. Patient läuft unruhig hin und her, scheint zu hallucinieren, spricht und antwortet nicht. Als er ins Bett gebracht werden soll, wird er sehr erregt und widerstrebend.

25./VI. Liegt steif da mit gespannten Gesichtszügen, spricht fast nichts, scheint zu hallucinieren.

29./VI. Wollte nach dem Haarschneiden seine Haare im Bett verstecken, damit keine Haarketten davon gemacht würden. Er hat schon von seinen Haaren gefertigte Ketten tragen sehen. — Wurde aggressiv, ging mit einem Stuhl auf einen Wärter los.

5./VII. Ist heiterer Stimmung.

19./VII. Steht unbeweglich auf einer Stelle und hält sein Frühstück längere Zeit in den Händen, ohne zu essen. Spricht nicht.

20./VII. Zustand wie gestern.

22./VII. Die Katatonie hält noch an. Nach dem Grunde derselben gefragt, antwortet er, er könne es doch nicht zu einer Keilerei kommen lassen.

26./VII. Der katatonische Zustand ist vorüber.

1./VIII. Gewicht = 61 kg.

8./VIII. Patient halluciniert zum Fenster hinaus lachend.

15./VIII. Gewicht = 58 kg. Patient erhielt vom 12.—14./VIII. kleine Dosen Hyoscin (0,0003).

20./VIII. Patient wird bei der Visite im Garten in einer sonderbar verschlungenen Stellung an der Erde angetroffen, in welcher er ganz sinnlose Dinge mit kleinen Steinen, Grashalmen u. s. w. treibt, ohne einen Grund für sein Benehmen angeben zu können oder zu wollen. Dabei hat er sich über und über beschmutzt und durchnäßt und nimmt dann im Waschzimmer „katatonische“ Stellungen ein nach Art der „Pflanzenmenschen“, schlägt Purzelbäume u. s. f.

21./VIII. Patient ist leidlich klar, wird wieder in den Garten verlegt.

28./VIII. Ist seither ruhig und verhältnismäßig klar (erhielt seit etwa 14 Tagen 3mal täglich 1,0 Natr. biphosphoric.). Erkennt abends die Zeit an der ihm vorgehaltenen Uhr nur erst nach langer Pause.

30./VIII. Patient ist seither ganz still, steht lange mit stupidem Gesichtsausdruck an einer Stelle im Garten, giebt keine Antwort; ebenso am 31./VIII.

1./IX. Patient ist eigentümlich benommen. Abends versteckt er sich neben einem Treppenaufgang. Weigert sich Medizin zu nehmen, er sei gesund. Gewicht = 61,5 kg.

2./IX. Hat andere Kranke angespieen, da sie ihn geärgert hätten. Macht ein mürrisches Gesicht, sieht starr vor sich hin. Abends hat er ein stark gerötetes Gesicht. Antwortet dem Arzt nicht, sondern holt mehrmals tief Atem. Wird isoliert; schlägt und stößt. Hyosc. 0,0003.

4./IX. Wieder katatonischer Zustand. Statt zu antworten, lächelt er nur.

14./IX. Ist vollkommen klar.

16./IX. Steht wieder sinnend im Garten und spricht vor sich hin.

20./IX. Ist wieder ganz klar. Erhält fortdauernd Natr. biphosphoric.

1./X. Ist heute ärgerlicher Stimmung: es beginnt wieder ein Umschlag. Sein Gesichtsausdruck ist dann gleichmäßig ernster, er ist nur mit sich beschäftigt und spricht vor sich hin. Gewicht = 63,5 kg.

5./X. Verhalten etwas besser.

6./X. Patient ist guter Laune, freundlich dem Arzt gegenüber.

7./X. Steht lange still im Garten, spricht wenig. Abends ist er heiterer, sagt, er sei so freudig.

9./X. Die heitere Stimmung hält an.

14./X. War bisher meist guter Laune, nur ab und zu trat Verstimmung auf, weil er nicht entlassen würde. Erhält 3 mal täglich 1,0 Natr. biphosphoric.

19./X. 1891. Nach Hause entlassen auf Wunsch der Angehörigen.

3. Aufnahme am 26./I. 1892.

Wird vom Rate geschickt wegen verwirrter Handlungen und thätlichen Vorgehens gegen seine Verwandten.

26./I. Abends: Patient liegt ruhig zu Bett. Scheint nicht ganz klar zu sein, giebt aber willig Antwort, er sei zu Hause krank gewesen, habe ausziehen müssen, sei dadurch auf die Polizei gekommen und somit hierher ins Bett. Bittet um Verbandswatte für seinen verletzten Finger; Chromsäure habe er mitgebracht und Gummi auch. Die Wunde sehe aus als ob er sich verbrannt habe, aber es sei nicht so.

Ist leicht maniakalisch. — Hat nicht wieder in der Gummifabrik gearbeitet, sondern in einem Posamentengeschäft. — Gewicht = 58 kg. Hyosc. 0,0003.

27./I. Schlief nachts ziemlich ruhig; abends macht er Faxen; klatscht in die Hände. Während der Arzt mit dem benachbarten Patienten spricht, sagt B.: „Es sind Stare und keine Sperlinge. Sperlinge waren in Amerika — ja, ich weiß nicht.“ Ideenflucht. — Hyosc. 0,0006.

28./I. Macht mit dem Hemde allerlei komikerhafte Bewegungen, zieht das Hemd aus u. s. w. Ist sehr unruhig. — Hyosc. 0,0009.

6./II. Ist zeitweise ruhig. Schläft gut. Bekommt bis zum 8./II. täglich 0,0012 Hyosc.

10./II. Letzte Dosis Hyosc. 0,0006.

13./II. Patient verhält sich ganz ruhig. Gewicht = 63,5 kg.

21./II. Patient wurde laut, ist maniakalisch; will plötzlich fort.

23./II. Reißt die Ärmel aus seinem Rock. Hyosc. 0,0015.

24./II. Ist noch sehr erregt, springt umher. Hyosc. 0,0018. — Fängt abends an, Zahlen zu singen.

1./III. Seit gestern Nachmittag ruhig und klar.

11./III. Unruhig, drängt fort.

12./III. Abends sehr vergnügt, singt. Verwirrt.

13./III. Wird gegen andere Kranke thätlich, macht Clown-Kunststücke.

14./III. Hat sich im Schnee herumgewälzt.

15./III. Verwirrtheit, Ideeenflucht. Hyosc. 0,0009.

16./III. Patient zerreißt seine Sachen, ist abends sehr mißvergnügt. Hyosc. 0,0012.

17./III. Ist grob gegen den Arzt, sträubt sich gegen Isolierung. Hyosc. 0,0016.

18./III. Aggressiv. Hyosc. 0,0018.

20./III. Ganz benommen.

22./III. Katatomie. Bis zum 24./III. täglich Hyosc. 0,0012.

2./IV. Beträchtliche Pupillendifferenz.

5./IV. Patient ist laut, maniakalisch.

11./IV. War in den letzten Tagen ruhiger. Kniet neben dem Bett und betet. — Gewicht = 61,5 kg.

24./IV. Hatte sich in zusammengekauerter Stellung zwischen Sofa und Wand gelegt, antwortet nicht.

13./V. Mußte isoliert werden. Hat nicht nur die Zelle, sondern auch das ganze Gesicht mit Kot beschmiert.

20./V. Wieder ruhig.

16./VII. Bei der Vorstellung im Kolleg ist Patient verwirrt, nur auf kurze Zeit zu fixieren. Auf eine energische Frage giebt er ganz richtig Antwort. Ideenflucht, wobei seine Stimme, anfangs kräftig, schliesslich in Gemurmel übergeht. In geringem Grade reizbar, sonst trägt er ein etwas läppisches Wesen zur Schau.

14./VIII. Leidlich guter Zustand.

1./IX. Das Verhalten des Kranken war bisher stets wechselnd; besonders hervorstechend ist das eigentümlich Verwirrte seiner ganzen Sprech- und Handlungsweise. Auf an ihn gestellte Fragen giebt er häufig die allersonderbarsten Antworten, die nur in ganz äußerlicher associativer Verknüpfung miteinander stehen. Zu Zeiten wo dies weniger hervortritt, kann er aber den Eindruck eines leidlich normalen Menschen machen.

Der Übergang zu den mehr unklaren Perioden charakterisiert sich gewöhnlich schon durch sein äußeres Verhalten: er nimmt ganz sonderbare Stellungen sein, kann dann sehr erregt und reizbar werden, so daß er isoliert werden muß. Heitere Stimmung wechselt jäh mit trauriger Gemütsbewegung, die sich bis zur Katatonie steigern kann.

Das Verhalten bleibt so immer dasselbe.

Der Kranke befindet sich noch heute in der Anstalt.

Fall X., 1891.

Pauline Br., 30 Jahre, Fabrikarbeiterin.

Anamnese (spätere, zuverlässig erscheinende Angaben der Patientinn): Die Kranke war bis zu ihrer Aufnahme 14 Tage lang in einer Gummiwarenfabrik thätig gewesen. Da sie kurzsichtig ist, hat sie sich sehr tief auf ihre Arbeit herabbeugen müssen (cf. Fall VI). Wegen ihrer roten Nase (cf. Fall VI) hat man sie öfters aufgezogen und ihr vorgeworfen, sie schnapse, worüber sie sich sehr geärgert hat. — Sie hatte fünf Kinder geboren. Die Wirtin warf ihr vor, daß sie ihr verstorbenes jüngstes Kind habe verhungern lassen.

Ärztliches Attest: „Patientin kam gestern Nachmittag mit den Erscheinungen eines ‚maniakalischen‘ Anfalles ins Krankenhaus; sie war die Nacht über kaum zu bändigen, so daß ihre Überführung nach der Irrenklinik sofort nötig wurde. Angaben von seiten der Angehörigen fehlen.“

Status praesens (24./IV. 1891): Patientin ist bei der Aufnahme sehr unruhig, muß sofort isoliert werden. Halluciniert bei der Untersuchung, sieht nach der Decke und spricht: „Es stimmt“. Sie ist desorientiert und nicht zu fixieren; sagt, sie habe viel auf dem Herzen.

Mittelgroßes Individuum von mäßigem Ernährungszustand. Temperatur 36,6°; Puls 112, regelmäßig. — Am Schädel äußerlich nichts Abnormes. Strabismus convergens geringen Grades, linke Pupille weiter als die rechte, beide reagieren auf Lichteinfall und Konvergenz. Im Facialis- und Hypoglossus-Gebiet keine Störung. Keine artikulatorische Störung der Sprache.

Innere Organe o. B.; im Harn nichts Abnormes.

Verlauf: 25./IV. Patientin hat während der Nacht wenig geschlafen, ist viel in der Zelle umhergelaufen. Am Morgen ist sie verwirrt, weint, spricht ganz abgerissen unverständlich; scheint noch zu hallucinieren.

26./IV. Ist nachts aufgestanden, hat an die Thüren und Fenster geschlagen. Weint am Morgen fortwährend.

27./IV. Status idem.

28./IV. Ist in der Nacht ziemlich ruhig gewesen, weint und jammert aber am Morgen und verkennt Personen. Hat mit Kot geschmiert.

30./IV. Jammert sehr viel; glaubt, man will sie töten.

2./V. Ist klarer, macht anamnestische Angaben.

6./V. Weint viel, bleibt zuweilen die Antwort schuldig.

8./V. Ist viel munterer, aber noch sehr ängstlich, sagt, sie habe nichts begangen. Ißt wenig.

12./V. Seit einigen Tagen lebhafter, weint weniger.

16./V. Ist klarer, beschäftigt sich etwas mit Hausarbeit.

20./V. Iot ganz vorounkon, otoht horum und opricht nioht.

22./V. Ist sehr still, weint viel, giebt aber keinen Grund dafür an. Schlaf nachts ziemlich gut.

24./V. Sehr wechselnde Stimmung: manchmal heiter, doch meist traurig. Patientin spricht nicht, ist sehr zurückhaltend gegen Nahrungsaufnahme.

28./V. Status idem.

8./VI. Patientin ist aufgeregter, liegt im Garten am Boden und vergräbt das Gesicht im Grase.

12./6. Ist ruhiger geworden.

29./6. Ist freundlich und bei guter Laune, sogar etwas euphorisch.

2./7. Plötzliche Verstimmung: Patientin weint und klagt, zieht ihre Kleider aus, will nach Hause.

3./VII. Ist wieder beruhigt.

6./VII. Korrektes Verhalten.

11./VII. Zeitweilige Verstimmung. Wunsch, entlassen zu werden.

22./VII. Derselbe Zustand.

24./VII. Sie ist wieder verstimmt und weint, ohne einen Grund dafür anzugeben.

30./VII. Freundliches Betragen, gute Laune.

6./VIII. Status idem. Krankheitseinsicht.

10./VIII. Andauernd gutes Befinden; psychisch nichts Auffallendes mehr.

17./VIII. Geheilt entlassen.

Fall XI. 1891.

Paul G., 22 Jahre, Gummifabrikarbeiter.

Anamnese: Die Eltern des Patienten leben und sind angeblich gesund. Der Kranke selbst lernte in der Schule gut. Vom 14.—17. Lebensjahre ging er in seiner Heimat auf Arbeit. Mit 17 Jahren kam er nach Leipzig und arbeitet seit ca. 3 Wochen in einer Gummifabrik daselbst. Er fühlt sich krank seit etwa 8 Tagen; zuerst bekam er „Zahnreißen", dann Stirnkopfschmerz. Letzteren bezieht er auf das Getöse der Riemen und Räder.

Er erzählt in konfuser Rede, daß er vor kurzem Termin gehabt habe und freigesprochen sei. Durch die Anklage eines gewissen Kutschherrn, der ihn beschuldigt habe, daß er einen Hund mitgenommen habe, sei er so „dumm im Kopfe".

Status praesens: Äußerer Schädel symmetrisch. Tragus gekerbt. Kleine Spinae helicis. Muskulatur und Fettpolster gut entwickelt. Herztöne rein, Arterien weich. Genitalien normal, Narbe in der linken Inguinalfalte, angeblich von Verbrennung herrührend.

Pupillen etwas weit, rechts noch mehr als links; linke Pupille verzogen; beide excentrisch gelegen, reagieren normal. Facialis intakt. Zunge wird gerade hervorgestreckt, zittert dabei leicht fibrillär. Kein Tremor man. Sämtliche Reflexe stark gesteigert. Kein „Romberg". Gang normal. Idiomuskelerregbarkeit gesteigert, Querwulst von ca. 7 Sekunden Dauer. — Sensibilität intakt.

Außer leichter lumbaler Spinalirritation keine Druckempfindlichkeit. Schmerzempfindlichkeit erhöht, Lokalisationsfehler mittelgroß.

Verlauf: 6./VIII. Bei der Einlieferung ist Patient äußerst erregt, schlägt mit der Faust gegen die Thür der Zelle, so daß sie sich biegt und er hinter eine festere gebracht werden muß. Er hält sich für den König von Italien, verspricht, den Arzt zum Professor zu machen.

7./VIII. War die Nacht sehr unruhig, ging oft außer Bett und griff einmal den Wärter von hinten an. Mußte isoliert werden.

8./VIII. Ist ganz verwirrt, hält das Schwarze im eigenen Fingernagel für Gift.

9./VIII. Ist äußerst gewaltthätig, hat Größenideen.

12./VIII. Ist morgends klarer, sieht ein, daß seine Ideen Einbildung waren. Abends kleine Dosis Hyosc.

13./VIII. Nachts sehr laut, morgens leidlich klar: „Mich kann keiner mehr heilen, daß ich verrückt bin." Ord.: 3 × tägl. 1,0 Natr. biphosphor.

16./VIII. Da Patient sich entschieden beruhigt hat, wird er mit in den Garten geschickt; er ist meist heiterer Stimmung.

18./VIII. Patient ist abwechselnd weinerlich verstimmt und fröhlich. Ord.: Hyoscin 0,0005.

24./VIII. Pupillen sind ganz eng geworden. Wechselnde Stimmung (bald heiter, bald niedergeschlagen).

25./VIII. Patient hat sich im Garten bis aufs Hemd ausgezogen und giebt als Grund dafür an: „Wenn ich keinen Taufschein kriege, muß ich mich doch selber taufen.“

29./VIII. Vorwiegend ernste Stimmung.

11./IX. Keine Veränderung seines Verhaltens.

17./IX. Patient ist heiter, will nach Hause, er sei gesund.

19./IX. Patient sagt immer noch die stereotype Redensart: „Mir geht es gut.“

21./IX. Patient liegt morgens im Garten mit zornigem Gesicht, läuft davon: „Geht lieber ins Wasser, da werdet Ihr gescheiter.“

3./X. Keine Änderung.

8./X. Trübe Stimmung. Nahrungsverweigerung, Weint, will fort; ist nicht zum Essen zu bewegen. Lehnt sich kopfhängerisch in eine Ecke.

11./X. Ist wieder fröhlich, hilft beim Reinemachen.

24./X. Gleiches Verhalten.

1./XI. Patient hat einen anderen Kranken geschlagen, welcher ihm die Augen habe auskratzen wollen.

4./XI. Scheint nicht recht zufrieden zu sein, daß er nach Hause kommen soll: „Wenn ich zu Haus bleibe, dann ist es in zwei Monaten wieder so.“

Wird entlassen.

Fall XII. 1892.

Heinrich E., 24 Jahre, Gummiarbeiter.

Anamnese: Die Eltern des Patienten leben noch. Der Vater ist gesund und trinkt nicht (kann angeblich nichts vertragen). Von den Großeltern weiß letzterer nichts anzugeben. Eine Schwester hatte Krämpfe, die andere hat gestohlen.

Patient selbst besuchte die Schule in Gr., wo er unter 9 Schülern der sechste war und auch sitzen geblieben ist. Darauf hat er zu Hause in der Landwirtschaft geholfen und sich später bei einem Landwirt vermietet, bis er Büchsenmacherlaufbursche wurde. Sein Herr schickte ihn aber fort und so kehrte er wieder nach Hause zurück, bis er Pferdeknecht in W. wurde.

E. selbst sagt aus, daß er am 14./II. 1887 (oder 1886) in W. beinahe überfahren worden wäre, d. h. er sei vom Wagen gefallen und der Wagen fuhr knapp an ihm vorbei. Nachmittags habe er Krämpfe bekommen, die sich auch wiederholt hätten. Er habe auch das Bewußtsein verloren, an einem Tage dreimal. Das letzte Mal sei er in Gegenwart seines Mädchens nach Ärger von Krämpfen befallen worden; er weiß indes nicht, ob er auch diesmal das Bewußtsein verloren hat.

Nach fernerer Angabe des Patienten ist er jetzt Arbeiter in einer Gummifabrik gewesen und seit vier Wochen krank. Er habe auch immer ein eigentümliches Funken- und Kugelsehen.

Seit vier Jahren wohnt er bei denselben Leuten, ohne je krank gewesen zu sein; er hat während dieser Zeit immer sehr solide gelebt und war nie betrunken.

Vor ca. 14 Tagen äußerte er Verfolgungsideen: glaubte sich von Schutzleuten verfolgt. Er lief fort und kam den ganzen Tag nicht wieder.

Status praesens (27./III. 1892): Kleiner Mann mit geringer Muskulatur und wenig entwickeltem Pannicul. adipos., von bleicher Gesichtsfarbe. Haare dunkelblond. Iris blaugrau, etwas asymmetrisch pigmentiert. Schädel annähernd symmetrisch. Ohren klein, das rechte erheblich schmaler als das linke, rechtes Ohr ferner spitz nach oben zulaufend mit starker Spina helicis; Anthelix beiderseits gleich unterbrochen.

Pupillen etwas weit, reagieren prompt. Rechte Labionasalfalte seichter als die linke. Zunge stark belegt, wird ruhig, etwas nach seitwärts vorgestreckt. Rechter Gaumen beträchtlich tiefer als der linke.

Art. radialis stark gespannt. — Herztöne rein, etwas stumpf.

Vasomotorisches Nachröten tritt erst längere Zeit nach dem Streichen der Haut auf, dann aber in gesteigerter Intensität; die gestrichene Stelle erhebt sich mehrere Millimeter über die Hautfläche, um, auch wenn die Rötung schon erblichen ist, noch längere Zeit zu verharren.

Genitalien normal. — Urin o. B.

Patellarreflexe sind erheblich gesteigert, Plantarsehnenreflexe ebenfalls gesteigert, doch schwächer; Cremasterreflex desgl.

Idiomuskuläre Erregbarkeit bedeutend erhöht.

Händedruck links beträchtlich schwächer als rechts.

Kein Rombergsches Symptom.

Gehör und Geruch erhalten.

Patient liegt meist sehr unruhig zu Bett, glaubt, man wolle ihn umbringen; sträubt sich deshalb heftig gegen die Untersuchung. Er zeigt äußerst exquisite Verfolgungsideen, daneben aber auch hypochondrische Vorstellungen. In seinem Ideenkreise spielt eine gewisse Bertha eine große Rolle, die ihn habe verführen wollen und schuld an seiner Krankheit sei.

Er klagt über Flimmern vor den Augen. Der Kopf ist ihm, als ob er zerreißen wolle. Ein Mädchen hat ihn mit dem Blick eingenommen.

Verlauf:

30./III. Patient ist ruhiger. Er erzählt, er sei auf der Wache gewesen und habe gesagt, daß er verfolgt worden sei; von wem, weiß er nicht. Es habe ihm wie ein alter Mann geschienen, welcher ihm gesagt habe, er solle sich keine Gedanken in den Kopf setzen. Er glaube, sein Vater wäre es gewesen. Einmal sei er ausgerissen und dann hierher gebracht worden.

2./IV. Es ist ihm, als ob alles von Gummi wäre. Er sieht Bilder, nackte Frauenzimmer. „Die Bertha läßt mir keine Ruh'.“ Es ist ihm zuweilen, als wenn die Frau I. da wäre.

4./IV. Patient möchte gern fort, er habe ja nichts gemacht. „Wenn ich nicht hier herauskomme, verrecke ich auf der Stelle.“ Die Semmel schmeckt ihm nach Gift (Zunge stark belegt). Er äußert, es sei ihm aufgefallen, daß die Leute ihn so angesehen hätten.

20./IV. Das Verhalten des Patienten hat sich wenig verändert. Er ist mißmutig und will fort.

22./IV. Tröstet sich mit dem Ausspruch: „Man muß, wenn man auch nicht will.“ Herzschlag sehr schwach.

25./IV. Ißt schlecht.

27./IV. Ist erregt, will auf alle Fälle fort. Ziemlich starkes fibrilläres Zucken der Oberlippe.

10./V. Status idem. Heitere und verdrießliche Stimmung wechseln ab; gelegentlich Nahrungsverweigerung,

Wird am 25./V. als geheilt entlassen.

Fall XIII. 1892.

Pauline S., 24 Jahre, Brauersfrau, seit Trennung vom Manne Gummiarbeiterin.

Anamnese (durch die Schwester):

Der Vater der Patientin hat sich selbst entleibt, nachdem 8 Tage vorher eine Geistesstörung zum Ausbruch gekommen war. Die Mutter ist gesund. Sonst sind keine Fälle von Nerven- oder Geisteskrankheiten, Trunksucht, Selbstmord u. s. w. in der Familie vorgekommen.

Die Kranke selbst ist früher nie krank gewesen. Sie ist seit 6 Jahren verheiratet und hat in der Ehe 4 Kinder geboren, von denen 2 (an Zahnkrämpfen) gestorben sind, während die lebenden gesund sind. Die Wochenbetten sind normal verlaufen, namentlich sind Geistesstörungen in ihnen nicht vorgekommen.

Der Ehemann, der sich in ganz guten Verhältnissen befand, hat immer sehr liederlich gelebt, hat getrunken und viel Geld durchgebracht. Er ist häufig fortgegangen, schon in der ersten Zeit der Ehe, und ist erst nach Tagen oder Wochen wiedergekehrt. Seit 2 Jahren hat er seine Frau dauernd verlassen und ist nur zweimal einen Tag lang dagewesen.

Dadurch ist Patientin in schlechte äußere Verhältnisse geraten und hat sich selbst ernähren müssen. Sie hat immer in Fabriken gearbeitet, zuletzt in einer Gummiwarenfabrik (etwa 2 Monate). Vor $1^1/_2$ Jahren ist sie schon einmal in einer Gummifabrik gewesen. Damals ist sie schon geisteskrank geworden: sie wollte zum Fenster hinausspringen, weil sie ihren Mann auf dem Dache des gegenüberliegenden Hauses zu sehen vermeinte. Mehrere Wochen ist sie damals aufgeregt gewesen. Über den weiteren Verlauf ist nichts bekannt.

Jetzt ist sie seit einem Monat in Aufregung. Am Tage vor der Aufnahme in die Klinik hat sie die Hände gerungen und nach ihrem Mann verlangt. Weiteres vermag die Schwester nicht anzugeben.

Status praesens (1./IV. 1892):

Mittelgroß, kräftig gebaut, ziemlich gut ernährt, von leidlicher Hautfarbe. Ohren o. B. Pupillen mehr als mittelweit, reagieren normal; Augenbewegungen nicht gestört. Zunge wird gerade herausgestreckt, zittert nicht; Mund- und Rachenschleimhaut o. B. Keine Sprachstörung.

Facialis intakt. Am Halse sind keine Drüsen geschwollen. Thyreoidea nicht vergrößert.

Lunge: über der linken Spitze ist das Exspirium hinten etwas verschärft und verlängert. Herz: normale Grenzen; Töne rein. Leber nicht vergrößert, Milz ebenso nicht. Bauchdeckenreflexe nicht auszulösen. Leib mäßig voll, weich, eindrückbar. Haut zeigt zahlreiche ältere Striae.

Triceps-Reflexe beiderseits lebhaft. Direkte mechanische Muskelerregbarkeit erhöht. An der Haut Trousseausches Phänomen.

Krankheitsverlauf:

4./IV. Patientin ruhig, schläft viel, nimmt die Arznei nicht.

6./IV. Unruhig und widerspänstig.

7./IV. Hat Angst, es sei ein Tier im Bett, alles wackele und spuke. Puls 76.

8./IV. Springt am Abend plötzlich aus dem Bett, wollte durchs Fenster springen, fuhr mit Armen und Beinen durch das Gitter und durch die Scheiben, wobei sie sich an der Hand verletzte. Sie glaubt, umgebracht werden zu sollen.

9./IV. Schreit und tobt furchtbar in der Zelle, ruft: „Hilfe! Mörder!“ Nachts ruhig.

11./IV. Patientin ist sehr vergnügt, plötzlich wird sie traurig und hält das Essen für vergiftet, „ihre Geschwister seien umgebracht“.

12./IV. Wehrt sich kräftig, als die Temperatur gemessen werden soll.

19./IV. Verläßt das Bett. Ist desorientiert und reizbar. Keine Krankheitseinsicht. Etwas apathisch nebenbei. Erhält Codeïn (4 × 0,03).

23./IV. Ist still und schweigsam, deprimiert.

24./IV. Apathisch und träumerisch.

25./IV. Ist ein wenig freier, benimmt sich jedoch im ganzen wie vorher. — Fünfmal Codeïninjektion.

26./IV. Ist traurig und träumerisch. Gesichtsausdruck schmerzlich. Rechte Pupille etwas weiter als die linke.

Vormittags wird Patientin erregt, macht allerlei Bockssprünge u. s. w. auf dem Sofa und am Boden u. s. w., mußte isoliert werden. Abends ruhiger; Erbrechen (Codeïn).

28./IV. Wurde aggressiv gegen Mitpatientinnen, hat jedenfalls halluciniert. Ist sehr reizbar, später wieder vergnügt, dann vollkommen klar.

29./IV. Hört, daß sie ihr Kind getötet haben soll; dann hätte die andere Patientin gemeine Redensarten gebraucht.

8./V. Die bisher reizbare, erregte Stimmung wechselt mit Depression und Apathie fortwährend ab. Patientin hat Hallucinationen, zerreißt auch ihre Kleider, wird plötzlich wieder heiter und vergnügt.

Heute zeigt sie obstinates Wesen, verlangt ihre Entlassung; will sich hier nicht „verdummen“ lassen. Giebt auf Fragen keine Antwort.

10./V. Klagt über Kopfschmerzen und Leibweh; ißt wenig. Nachts ruhig. Zeigt sich sonst teilnahmlos.

12./V. Status idem. Nimmt mit Vorliebe die Bettzipfel in den Mund.

13./V. Dasselbe Verhalten. Patientin beschmutzt das Bett durch Faeces.

14./V. Muß gefüttert werden. Gegen alles, was mit ihr vorgenommen wird, ist sie widerspänstig, sonst teilnahmlos. — Erhält Chloralamid 2,0.

18./V. Ißt jetzt gut, widerstrebt den Einspritzungen.

22./V. Menses. Patientin weint und ist sehr unruhig; schluchzt in der Nacht. Es kommen ihr Bilder vor von ihrem Manne. Temperatur 38,3°; 37,9°.

24./V. Nachts ist Patientin unruhig gewesen in der Zelle. Läßt Kot unter sich gehen.

25./V. Sitzt vor ihrer Matratze am Fußboden. Hört überall Stimmen, sie habe ihre Mutter gemordet; sie glaubt, sich zur Strafe im Gefängnis zu befinden. Abends steht sie wie eine Bildsäule in ihrer Zelle, spricht so leise, daß sie nur die Lippen zu bewegen scheint.

1./VI. Status idem.

2./VI. Zeigt Lust, mitzuarbeiten, spricht stets sehr leise.

13./VI. Wenig Abwechselung im Verhalten der Patientin. Sie ist meist deprimiert und teilnahmlos.

6./VII. Lacht manchmal und unterhält sich mit einer anderen ziemlich wortkargen Patientin.

11./VIII. Wird etwas gesprächiger.

5./XII. Patientin ist ganz aus dem Häuschen: lacht sehr viel, hält bei anderen gesehene Sachen für die ihrigen, glaubt sich verleumdet u. s. f.

11./I. 93. Steht viel in den Ecken herum, weint. Beträgt sich unanständig (hebt die Röcke empor).

18./I. Lacht plötzlich auf, ohne Grund anzugeben. Halluciniert viel. — Chloralamid 2,0.

31./I. Status idem. — Viermal 0,05 Op. und abends Chloralamid 2,0.

9./II. Verhalten unverändert. Täglich $1^1/_2$ Flasche Bromwasser.

17./II. Patientin lacht noch viel, schlägt andere Patientinnen.

15./III. Ist etwas ruhiger, giebt geordnete Antworten, lacht weniger.

16./III. Behauptet, das Essen röche nach Schwefel. Ist wieder unruhig. Glaubt, sie solle vergiftet werden. Ißt schlecht.

27./III. Ist erregt, zieht sich aus. Geht etwas gebückt, etwas taumelnd umher; behauptet, es ginge ihr wie einer Mitkranken, sie wäre schwindlig. Lacht schwachsinnig.

28./IV. Aggressives Verhalten.

7./V. Patientin halluciniert stark: sieht abgeschlagene Köpfe aus der Erde hervorwachsen u. s. w.

15./V. Status idem.

19./VI. Patientin liegt ruhig auf der Matratze, springt dann plötzlich auf und schreit laut.

20./VII. Hat sich ganz ruhig verhalten. Beschäftigt sich mit Stricken.

28./VII. Ist recht trüber Stimmung. Ißt wenig.

5./VIII. Ist ruhig; lacht öfters vor sich hin. Appetit gut.

9./IX. Unverändert, noch immer sehr traurig gestimmt.

23./X. Ist nachts zuweilen laut und störend, ist mehr und mehr blödsinnig geworden.

30./X. Schmückt sich das Haar mit blauen Bändchen, macht Puppen u. s. f.

20./XI. Ist jetzt meist heiter und lustig, lacht oft.

28./XI. Status idem. Liegt den größten Teil des Tages unthätig auf der Bank. Macht am liebsten Puppen u. s. w., bisweilen wird sie erregt.

1./I. 1894. Greift eine Kranke an, von der sie sich beleidigt glaubt. Wird ungeheilt nach Hubertusburg übergeführt.

Über den weiteren Verlauf berichtet die Anstaltsdirektion zu Hubertusburg im März 1895 folgendes:

Frau Pauline S. zeigte sich nach ihrer Ankunft hier zunächst äußerlich im allgemeinen ruhig, jedoch zerfahren und abspringend in ihren Gedankengängen, Fragen und Reden, dabei war sie stets sehr geziert, wenig gesellig, suchte Ecken und Winkel auf, zeigte sich reizbar und aufbrausend und schlug gelegentlich ohne ersichtlichen Grund auf Mitkranke ein. Ab und zu ging aus ihren Reden hervor, daß sie unter dem Einfluß zahlreicher Sinnestäuschungen und Wahnideen stand: die Personen ihrer Umgebung nahmen unter ihren Augen fortwährend andere Gesichter an, in Vorübergehenden glaubte sie ihren Mann zu erkennen, im Essen schmeckte sie Gift und ähnliches, dessen Wirkung sie an ihrem Körper spürte; aus eigenartigen Empfindungen in der Geschlechtssphäre schloß sie, daß man sie in Versuchung führen oder sich an ihrer Ehre vergreifen wolle, wie denn durch das ganze Krankheitsbild ein stark sexuell gefärbter Zug hindurchgeht. Gegen Mitte des vorigen Jahres traten nun Sinnestäuschungen hauptsächlich beängstigender Natur (Mord, Menschenblut) in stärkerem Maße auf, und es schloß sich hieran ein mehrmonatiger hochgradiger Erregungszustand, in welchen erstere lange Zeit hineinspielten. Ausgezeichnet durch eine eigenartig manirierte Sprache, durch ein geziertes, kindisch-läppisches Verhalten gegen einige ihr mißliebige Personen, durch eine dauernde, öfters bis zu Wutausbrüchen gehende Reizbarkeit, wobei sie sich zu den gräßlichsten Drohungen gegen ihre Umgebung verstieg, hat nun dieser Erregungszustand erst in den letzten Monaten einer etwas ruhigeren Gemütsverfassung Platz gemacht, um jetzt in das anfängliche Krankheitsbild wieder überzugehen.

Fall XIV. 1892.

Adolf G., 35 Jahre, Vulkaniseur.

Anamnese: Der Vater des Patienten starb an einem Rückenmarksleiden (war seine letzten zwei Jahre gelähmt), der Großvater mütterlicher Seite war irrsinnig; eine Schwester der Mutter war bucklig.

Patient selbst kam wegen Schwächlichkeit ein Jahr später als die Regel zur Schule; er lernte gut. Er litt lange an „Bettnässen“. Vier Jahre lernte er als Buchdrucker und ging dann ca. 8 Jahre in die Fremde, worauf er in seine Heimat zurückkehrte. Seit $^5/_4$ Jahren befindet er sich in Leipzig.

Mit Vulkanisieren beschäftigt er sich seit etwa 13 Jahren, seit $^1/_2$—$^3/_4$ Jahr hat er dabei mit Schwefelkohlenstoff zu thun, dessen Dämpfe er einatmete. Seit dieser Zeit schon leidet er an Kopfschmerzen und nahm häufig Antipyrin.

Er wollte Neuerungen in seinem Fache einführen, erhielt auch für eine Erfindung das Prädikat „Musterschutz", welche er an einen Fabrikanten verkaufte. Da von diesem die vereinbarten Bedingungen nicht gehalten wurden, fiel Patient in große Erregung und wurde krank. Er ist schon immer leicht erregbar gewesen. Er trank täglich mindestens 6 Glas Bier und Schnaps in verschiedenen Quantitäten, ist jedoch angeblich nie betrunken und sonst stets gesund gewesen.

Die jetzige Krankheit begann vor ca. 6 Wochen. Er glaubte, die Nachbarn hätten etwas gegen ihn und wollten ihm schaden. Er hatte Gehörs- und Gesichtshallucinationen und wurde darüber sehr erregt und schimpfte, wurde aber angeblich nicht gewaltthätig. In letzter Zeit war er meist schlaflos.

Status praesens (9./VII. 1892):

Großer Mann von mittlerem Knochenbau, mit etwas schlaffer Muskulatur und mäßigem Fettpolster und ziemlich bleicher Haut. Temperatur normal.

Schädel vorn prominenter, sonst nichts Abnormes; Umfang 58,5 cm. Ohrläppchen etwas angewachsen. Keine Lähmung der Augenmuskulatur, nur sind die Bewegungen der Bulbi nicht präzis; leichter Nystagmus. Pupillen mittelweit, gleich; reagieren auf Licht und Konvergenz. Facialis ebenfalls intakt. Rachenschleimhaut gerötet; Zunge belegt, wird gerade herausgestreckt, etwas zitternd. Hals ohne patholog. Befund, Lunge und Herz desgl. Puls 64, unregelmäßig, groß, sehr gespannt. Abdomen o. B. außer linksseitiger Hernia inguinalis. Am Penis eine kleine Narbe, herrührend von einem Ulcus im Jahre 1884. Rechtsseitige Hydrocele. — Leichter Tremor der gespreizten Finger. Keine Motilitätsstörungen. Kein Romberg. Gang normal. Patellarsehnen- und Plantarreflexe vorhanden. Keine Sensibilitätsstörungen.

Verlauf:

9./VII. Bei der Vorstellung im Kolleg zeigte sich Patient zeitlich desorientiert, dagegen nicht örtlich. Er giebt an, daß er seit seiner Beschäftigung mit CS_2 nervös, kopfleidend und auch geschlechtlich aufgeregt gewesen sei. Zeitweise ist er sehr erregt geworden, weil er sich über die Sticheleien und sonstige Andeutungen seitens seiner Kameraden, z. B. daß er gemaust habe — daß sie ihn schon kriegen würden u. s. f., sehr geärgert habe. Er giebt selbst an, täglich für 20 Pfennig Schnaps getrunken zu haben und auch morgens (schleimiges) Erbrechen gehabt zu haben, welches er selbst vom Alkohol herschreibt. Er ist ruhig, giebt auf Befragen ganz gute Auskunft. Gesichtszüge etwas schlaff, leichter Tremor der Hände. Patellarreflexe etwas gesteigert.

11./VII. Patient hat angeblich keine Gehörs- und Gesichtshallucinationen mehr.

18./VII. Entlassen auf Wunsch der Angehörigen.

2. Aufnahme am 10./X. 1892.

G. wird von der Polizei eingeliefert. Nach seiner Ansicht ist er vollkommen gesund, kann nicht begreifen, weshalb er abermals gebracht wird. Dabei giebt er aber zu, zu Hause sehr viel Hallucinationen gehabt zu haben. Es sei Thatsache, daß seit 4 Wochen 6—8 Menschen ihn auf alle mögliche Weise ärgern. Die Stimmen seien ihm bekannt, auch sei eine Frauenstimme dabei. Häufig kehrt die Frage wieder: „Machst Du mit oder machst Du nicht mit?“ Er sage aber stets „nein!“, weil er doch nicht wisse, warum es sich handle. Es fallen auch Bemerkungen über seine Arbeit: „Ob er das wohl fertig bringt?“ u. s. f.

Nach Angabe der Frau ist er 14 Tage nach seiner ersten Entlassung noch zu Hause geblieben und dann 8 Tage in seinem ersten Geschäft thätig gewesen. Da dieses aber verkauft wurde, mußte er austreten und wurde dann Reisender für Eisenbahnatlanten. Ungefähr 14 Tage war er auf Reisen; als er zurückkam, war er sehr aufgeregt und gab an, Stimmen zu hören. Man suche durch Suggestion auf ihn einzuwirken. Er wurde gelegentlich so erregt, daß er das Geschirr hinwarf u. s. w.

21./X. Der Kranke verhält sich ziemlich unverändert, drückt nur stets dem Arzte sein Erstaunen darüber aus, daß er noch nicht entlassen werde.

15./I. 1893. War bis dahin ziemlich ruhig.

20./I. Ist seit einigen Tagen sehr erregt; spricht fortwährend zum Fenster hinaus und bezeichnet dem Arzt genau die Personen, von denen das Komplott geschmiedet wird. Er verlangt dringend entlassen zu werden, um seine Verfolger vor Gericht zu ziehen.

30./I. Ist so laut, daß er wiederholt isoliert werden muß.

15./II. Schreibt Briefe an das Ministerium, in denen er um gerichtiche Verfolgung jener Leute ersucht; wird nach Colditz evacuiert.

Fall XV. 1893.

Paul L., 19 Jahre, Gummifabrikarbeiter.

Anamnese: Patient besuchte die Dorfschule; da ihm das Lernen schwer fiel, blieb er ein Jahr länger darin. Mit 15 Jahren arbeitete er auf dem Lande, von 1888 an in einem Kaliwerk 4 Jahre. Nachdem er dann kurze Zeit in einer Baumwollenspinnerei beschäftigt und noch 4 Monate lang als Hausdiener und Kellner thätig gewesen war, kam er vor $2^1/_2$ Monaten in eine Gummifabrik. Er hatte in letzter Zeit Kopfschmerzen. Er hat anscheinend früher viel onaniert.

Status praesens (3./IV. 1893):

Größe: 152 cm; mittlere Muskulatur, geringes Fettpolster, kräftiger Knochenbau, Gewicht: 102 Pfund.

Gesicht und Conjunctiva etwas bleich. Schädel breit, Umfang: 55,2 cm. Augenbrauen in der Mitte zusammengewachsen. Pupillen mittelbreit, gleich, reagieren prompt. Ohren: das linke ist größer als das rechte, deutliche Spinae beiderseits. Zunge stark belegt, wird gerade hervorgestreckt, doch stark fibrillär zitternd. L. Hoden sehr klein. Epispadie. — Heftiger Tremor des ganzen Körpers. Kein Romberg. Patellarreflexe gesteigert.

Leichter Fußklonus. Hautreflexe stark gesteigert. Idiomuskuläre Erregbarkeit deutlich erhöht (Querwulst).

Der Kranke ist fortgesetzt stark erregt und muß isoliert werden. Seine Grundstimmung ist heiter. Seine Äußerungen haben etwas Gewichtiges und werden gethan, als ob er etwas Bedeutsames ankündigen wolle. Er spricht stets im Prophetentone: „er hat große Pläne, große Erfindungen gemacht.“ Alles was er sieht, will er umgestalten. Hat außerdem auch religiöse Ideen: „er ist im Jahre 1 geboren und so alt wie der Vater“.

Über seine Verhältnisse läßt sich nichts Sicheres herausbekommen, weil er alle Antworten im Sinne seiner Wahnideen giebt. Außerdem giebt er an, daß er die Stimme seines Schatzes, seines Bruders und Gottes gehört habe. Er spricht häufig von ihm gemachten „Einflüsterungen“. Er hat auch Gesichtshallucinationen: er sah kleine schwarze Schatten. Ununterbrochen predigt er über seine Eigenschaften, Pläne u. s. w.

Verlauf:

2./IV. Patient ist fortgesetzt ideenflüchtig, erregt und unphorisch, verwechselt die Personen (hält den Arzt für seinen Vater u. s. w.), schiebt ganz nebensächlichen Dingen eine große Bedeutung unter, glaubt z. B., daß er durch den Knopf an seinem Schlafanzug mit einer Telegraphenleitung in Verbindung stehe.

Er äußert Größenideen, er sei der Kaiser u. s. f., oft auch sehr kindischer Natur. Glaubt, seinen Namen „Paul“ rufen gehört zu haben.

10./IV. Ist ruhiger.

12./IV. Wird wieder erregt, verläßt das Bett, gießt anderen Bier ins Gesicht, führt sich unanständig auf.

13./IV. Mußte nachts isoliert werden; liegt bei der Visite quer vor der Thür.

18./IV. Liegt ruhig auf dem Bett. Sein Wesen macht den Eindruck eines Schwachsinnigen.

21./IV. Spricht sehr viel; droht, wenn er in die Zelle gebracht werde, alles zerreißen zu wollen.

26./IV. Schwatzt viel vor sich hin, giebt den anderen seinen Segen u. s. w.

27./IV. Singt laut und steckt wieder voller Dummheiten.

29./IV. Ist still und schweigsam, giebt auf Fragen keine Antwort.

2./V. Treibt es sehr arg.

13./V. Ist ruhiger und netter und macht keine Dummheiten mehr.

26./VI. Entlassen.

Fall XVI., 1893.

Auguste A., 22 Jahre, Gummifabrikarbeiterin.

Anamnese: Geistes- und Nervenkrankheiten solle in der Familie der Patientin nicht vorgekommen sein. Letztere hat in der Schule gut gelernt, soll immer eine brave und fleißige Person gewesen sein, ist angeblich niemals krank gewesen.

Seit $^1/_4$ Jahr war sie Arbeiterin in einer Gummifabrik. In der Nacht vom 15. zum 16. Juli befand sie sich im Hause ihres Schwagers, konnte nicht schlafen und sprach vor sich hin. Am anderen Morgen kam sie ihren Verwandten wunderlich vor, sie führte auffallende Reden: „Ich bin manchmal so kopflos.“ „Es will mir das Herz abdrücken; es geht mit mir zu Ende. Ich bin ein Opfer anderer; die Laura (eine Mitarbeiterin) ist schuld an meinem Unglück.“ Als man sie nach dem Namen ihres Geschäftsherrn fragte, mußte sie sich erst lange Zeit darauf besinnen. Sie verhielt sich ganz ruhig.

Status praesens (17./VII. 1893):

Mittelgroße, mäßig genährte Person mit blasser Gesichtsfarbe. Schädel o. B. Pupillen gleich weit, reagieren prompt auf Lichteinfall und akkomodative Reize. Zunge leicht belegt, beim Herausgestrecktwerden leicht zitternd. Temperatur: 37,2° C., Puls: 108, regelmäßig. Herzdämpfung nicht vergr. Der 1. Ton an der Spitze etwas unrein. Lungen o. B. Leib weich, nirgends druckempfindlich.

Die Motilität nirgends herabgesetzt. Geringer Tremor der gespreizten Finger. Patellarreflex etwas gesteigert.

Patientin empfindet Berührungen der Haut, lokalisiert gut, unterscheidet Nadelspitze und -Knopf prompt. Schmerzempfindung allgemein herabgesetzt.

Patientin hat die Nacht wenig geschlafen, ist ruhig, aber redselig: erzählt mit dem freundlichsten Gesicht von der Welt, sie müsse jetzt sterben. Angeblich hat sie sich schon vor 14 Tagen nicht recht wohl gefühlt. Sie hätte den „Alkoholdunst“ in der Gummifabrik nicht aushalten können.

Sie beklagt sich, ungerecht behandelt worden zu sein, namentlich von einer Mitarbeiterin. Auch Stimmen will sie gehört haben; weß Inhalts, ist nicht zu erfahren.

Sie ißt gut und ist reinlich.

Abends klagt sie, sie müsse brechen, macht aber keine Anstalten dazu. Im Halse stecke ihr ein Knoten, so groß wie eine Erbse; das sei Schwefel, sie rieche es an dem Gestank. Ferner klagt sie über Druckgefühl in der Herzgegend; dasselbe steige ihr auch im Halse nach oben; manchmal schnüre sich ihr die Kehle ganz zusammen.

Verlauf:

18./VII. Patientin hat nachts schlecht geschlafen. Sie beklagt sich, andere Kranke hätten ihr allerhand Dinge zugerufen: „Werft sie hinaus u. s. w.“ Sie fühlt sich sehr abgeschlagen und matt, ist sehr geschwätzig, bald trauriger, bald heiterer Miene. — Eine Blutuntersuchung ergiebt große Neigung der roten Blutkörperchen zu Geldrollenbildung; farblose Blutkörperchen verhältnismässig spärlich, die roten weder in Größe, noch Gestalt verändert, Sonst nichts Abnormes. — Harn auffallend hell. — Therapie: 1 Bad.

19./VII. Nachts schlaflos.

Wird in der Klinik vorgestellt. Als sie hereinkommt, lacht sie und hält sich die Augen zu. Nach dem Grunde ihres Benehmens gefragt, antwortet sie: „Ist mein Schatz da? Ich bin heute sehr lächerlicher Stimmung, könnte laut lachen, wenn ich mich nicht schämte.“ Alsdann beginnt sie, mit großer Geschwätzigkeit allerlei zu erzählen; dabei zeigen sich große

Ideenflucht und Größenideen. In ihrem Reden und Benehmen macht sich ein starker erotischer Zug geltend. Gehörshallucinationen leugnet sie. — Therapie: 1 Bad, Natr. bicarbonic. 3 × tägl. 1 Messerspitze.

20./VII. Nachts war Patientin zunächst unruhig, auch am Morgen noch, Mittags wird sie plötzlich erregt, springt mehrfach aus dem Bett und belästigt die anderen Kranken. Wird isoliert. Abends ist sie sehr erotisch, sieht den Arzt mit verliebten Blicken an. — 1 Bad, Sulfonal 2,0.

21./VII. Hat ruhig geschlafen, ist aber am Tage noch immer unruhig und heiter erregt. — Sulfonal 2,0, 1 Bad.

22./VII. Hat die ganze Nacht gesungen, singt am Tage selbstgemachte Texte.

23./VII. Wieder schlaflose Nacht. Hat mit Kot geschmiert. Erotisch. Singt immer noch viel.

24./VII. Hat nachts besser geschlafen. Schmiert weiter. Putzt sich theatralisch. — Sulf. 2,0.

25./VII. In der Nacht hat sie einige Male gesungen. Erotisch.

27./VII. Etwas ruhiger, singt ab und zu; reinlich.

28./VII. Schläft jetzt gut. Noch immer erotischer Zug. Nachmittags Depression.

30./VII. Wird ins Bett gelegt, bleibt ruhig liegen. Antwortet nicht auf Fragen. Lächelt verliebt, masturbiert. Reinlich.

31./VII. Ruhig und erheblich klarer. Fühlt sich sehr matt.

1./VIII. Will über Gehörshallucinationen nichts erzählen, das sei „Familiengeheimnis“. Ihr Vater habe es ihr auf dem Sterbebette anvertraut, daß sie etwas Besseres sei als ihre Geschwister.

4./VIII. Hat sich in den letzten Tagen ruhiger verhalten, erscheint ganz geordnet, behauptet, keine Stimmen mehr zu hören. — Puls noch immer beschleunigt, Appetit und Schlaf gut.

8./VIII. Patientin ist ganz ruhig, Tags über außer Bett, hat frischere Gesichtsfarbe.

10./VIII. Ist ganz geordnet, nicht mehr erregt. Lächelt zuweilen noch erotisch. Puls 84.

15./VIII. Ist reizbar, hat schlecht geschlafen.

17./VIII. Ist ganz ruhig; fühlt sich gesund.

24./VIII. Ist ruhig und freundlich.

1./IX. 1893. Als geheilt entlassen.

Fall XVII. 1894.

Anna R., 21 Jahre, Gummifabrikarbeiterin.

Anamnese: Vater Potator, Vaters Schwester vorübergehend geisteskrank gewesen, Großtante väterlicherseits Veitstanz.

Patientin hat sich angeblich normal entwickelt. Vor drei Jahren verfiel sie beim Anblick eines in Krämpfen liegenden Mädchens in den gleichen Zustand: sie hatte Angst, die ihr vom Magen nach oben stieg und ihr die Kehle zuschnürte, fing furchtbar an zu schreien, schlug die Daumen ineinander und Schaum trat ihr vor den Mund, sie biß wütend um sich; dabei war sie angeblich bei Bewußtsein. Der Anfall dauerte etwa 5 Stunden, nachher war Patientin noch eine Zeit lang benommen. Anfangs wiederholten sich solche Anfälle mehrmals hintereinander, dann blieben sie fort und setzten ca. 1 Jahr aus, um später in ungefähr $^1/_4$jährlichen Pausen wiederzukehren, namentlich wenn Patientin sich geärgert hatte; seit 1 Jahr fehlten sie.

Im übrigen ist Patientin angeblich nie erheblich krank gewesen. Die Menses sollen immer regelmäßig gewesen sein. Nach ihrer Konfirmation wurde die Kranke zuerst Dienstmädchen, dann Arbeiterin in einer Spinnerei und seit 14 Tagen in einer Gummifabrik.

Hier klagte sie schon in den ersten Tagen über schlechten Geschmack, alles schmeckte ihr süßlich. Die Beine fingen an zu schmerzen, das Gehen wurde ihr schwer. Am 18./IV. 1894 fing sie ohne jeden Grund mit ihrer Wirtin Zank an. Alsdann lief sie fort und irrte draußen umher, soll sich auch haben ins Wasser stürzen wollen. Nach Hause zurückgekehrt, machte sie zweimal den Versuch, sich mit einem Messer die Kehle zu durchschneiden. Später begann sie zu zittern und zu schreien, „man verfolge sie, weil sie ein Kind ermordet hätte". Sie redete ganz unverständliche Dinge, gab vollständig verkehrte Antworten, aß sehr wenig. Sie wurde noch an demselben Tage ins Krankenhaus gebracht. Dort war sie anfangs sehr ruhig und in sich gekehrt, gab auf Fragen keine Antwort. Anderen Tages wurde sie aber erregt und wollte aus dem Bett, so daß sie (am 20./IV. 1894) in die Irrenklinik überführt werden mußte.

Status praesens (22./V. 1894): Große, mäßig gut genährte Person mit blasser Gesichtsfarbe. Schädel klein, etwas schief. Ohrläppchen teilweise angewachsen. Zähne regelmäßig, gut erhalten. Sichtbare Schleimhäute blaß. Zunge etwas belegt, wird wenig hervorgestreckt.

Lungen normal, Herz o. B., Leberdämpfung sehr schmal.

Augenbewegung normal. Pupillen mittelweit, die linke etwas weiter als die rechte, sie reagieren prompt auf Lichteinfall und akkomodative Reize. Facialis intakt; Sensibilität desgl. Bauchreflexe gut erhalten, Patellar- und Plantarreflexe ebenfalls.

Puls: 72, regelmäßig, wenig gespannt und gefüllt.

Verlauf:

20./IV. Patientin erscheint ängstlich, führt verwirrte Reden. Sie redet viel von ihren Schätzen, der eine liefe jetzt wohl mit einem anderen Mädchen u. s. f Fragen beantwortet sie sehr unvollkommen.

Nachdem sie dann einige Stunden ruhig im Bett gelegen hat, fängt sie plötzlich an laut aufzuschreien und ca. 5 Minuten ununterbrochen zu brüllen, anscheinend weil sie fürchtet gemordet zu werden. Sie wird isoliert.

21./IV. Menses. Patientin hat mehrfach geschrieen und Urin unter sich gehen lassen. Nachmittags hat sie plötzlich viermal aufgeschrieen je $1^1/_2$ Minuten lang. Sie scheint Angst zu haben. Mittag wird sie gefüttert; darauf schläft sie lange.

22./IV. Hat bis nachts 11 Uhr geschrieen, dann geschlafen. Liegt apathisch da.

23./IV. Hat gut geschlafen und gegessen. Apathisch.

25./IV. Singt; sie giebt an, nachts Stimmen zu hören. Ist ängstlich.

26./IV. Weint nachmittags.

27./IV. Läßt sich wieder füttern, apathisch.

3./V. Status idem, Patientin weint thränenlos.

28./V. Hat sich mit der sie besuchenden Schwester längere Zeit ziemlich vernünftig unterhalten, giebt als Grund für ihr stummes Wesen an, daß sie sich im Gefangenenhaus geglaubt habe. Abends entschuldigt sie sich, daß sie so viele beleidigt habe.

31./V. Taumelt hin und her, hat erbrochen.

1./VI. Will fort, ist sehr ängstlich, atmet schwer. Erhält 3 mal 0,1 Op. pur. als Suppositor.

2./VI. ist viel aus dem Bett gegangen, erregt gewesen. Isoliert. Weist die Suppe zurück.

4./VI. Durchfall; Mattigkeit. Hat kein Opium mehr bekommen; zeigt Entziehungserscheinungen; erhält 0,1 Op.

16./VI. Große Aufregung. Op.

19./VI. Wirft sich öfters aus dem Bett.

22./VI. Sitzt steif und stumm mit herabhängenden Armen auf dem Stuhl.

30./VI. Ist etwas munterer, spricht einige Worte.

6./VI. Lacht, spuckt viel umher. Scheint erotisch zu sein.

8./VII. Ist wieder stumm.

9./VII. Ist wieder aufgeregt, wütet, wirft alles, was man ihr in in die Hand giebt, fort, sucht die Kleider zu zerreißen. Op. ausgesetzt, $^1/_2$ Fl. Bromwasser täglich

10./VII. Ist gestern Abend sehr laut gewesen, hat gelacht und geschrieen, eine Thürfüllung eingetreten, ist umhergelaufen.

14./VII. Verhält sich ruhig, lächelt viel, spricht aber noch wenig.

17./VII. War in den letzten Tagen öfters zärtlich, erotisch. Heute ist sie freundlich, verständiger.

20./VII. Weint heftig. Darüber befragt, antwortet sie: „Über meine Vergangenheit.“ Näheres ist nicht zu erfahren.

21./VII. Ist wieder heiter und lacht.

22./VII. Weint und schluchzt heftig. Giebt keinen Grund dafür an.

28./VII. Hat nach dem Wartepersonal gekratzt, geschlagen und hat gebellt wie ein Hund.

Seit September treten Größenideen auf; sie hält sich für eine königliche Prinzessin von Sachsen, will entsprechend behandelt sein. Nebenher gehen Verfolgungsideen, daß sie gemordet werden solle u. dgl. m. Sie zeigt wochenlang hochgradige Erregungszustände, ist dabei aggressiv, brüllt, schimpft u. s. w. ohne verwirrt zu sein; dazwischen ruhigere Zeiten, wo sie die Größenideen festhält, gelegentlich sich beschäftigt.

Ich überblicke nun noch einmal kurz einige der Hauptergebnisse, zu welchen ein Vergleich der Fälle in symptomatischer Hinsicht führt und verwerte hierbei eine Anzahl von Gesichtspunkten, welche Herr Professor P. Flechsig in seinen klinischen Vorlesungen aufgestellt und näher begründet hat.

Untersucht man zunächst, inwiefern die mitgeteilten Fälle sämtlich als durch Schwefelkohlenstoffvergiftung bedingt anzusehen sind, so können kaum Zweifel darüber entstehen, daß in allen diese Vergiftung den Hauptanteil an dem Zustandekommen der Geistesstörung hat. Alle sind mitten in ihrer Beschäftigung mit dem Gift erkrankt, von keinem ist irgendwie erwiesen, daß bereits vorher Symptome einer eigentlichen Geistesstörung vorhanden waren. In zwei Fällen sind schwere Neurosen früher vorangegangen, in Nr. 12 Epilepsie durch Hirnerschütterung, in Nr. 17 Hysterie mit großen Anfällen; in beiden Fällen trägt die Geistesstörung aber nichts weniger als ein spezifisch epileptisches oder hysterisches Gepräge, gleicht vielmehr im wesentlichen dem Symptomenkomplex, den zahlreiche andere Fälle tragen, bei welchen keinerlei hysterische oder epileptische Antecedentien aufzufinden sind. Im Fall 1 wird berichtet, daß die Kranke schon vor der in Rede stehenden Psychose „albern" gewesen sei, in Fall 2, daß sie gelegentlich durch Ärger gedankenschwach gewesen sei, indes haben diese Züge mit der hier in Rede stehenden Psychose nichts zu thun; die letztere tritt ganz plötzlich und unvermittelt hervor, nachdem anderweite Zeichen der CS_2-Vergiftung betrachtet worden waren. Alle diese Individuen sind als belastet anzusehen, die Schwefelkohlenstoffvergiftung bildet aber zweifellos die eigentliche Gelegenheitsursache. Nur im Fall 14 könnte man sich fragen, ob die CS_2- oder die gleichzeitig festgestellte Alkoholvergiftung Schuld an der Psychose tragen; der betreffende Kranke giebt aber ausdrücklich (gleich der Frau) an, daß er sich vor der Beschäftigung mit Schwefelkohlenstoff ganz wohl gefühlt habe; wo Schwefelkohlenstoff- und Alkoholvergiftung konkurrieren, entstehen erfahrungsgemäß leichter Psychosen und nervöse Störungen schwererer Art als bei Vergiftung mit Schwefelkohlenstoff allein. Hierauf wird zurückzukommen sein; vorläufig sei aber bemerkt, daß auch in diesem Falle der Schwefelkohlenstoff an der Psychose einen wesentlichen Anteil haben dürfte.

Die Fälle sind also sämtlich verwendbar, wenn es sich darum handelt, festzustellen, ob die Schwefelkohlenstoffvergiftung eine besondere Form von Geistesstörung hervorbringt, und welcher Art dieselbe ist.

Vergleicht man nun Symptome wie Verlauf in allen Einzelheiten, so ergiebt sich die Thatsache, daß das klinische Bild keineswegs in allen Fällen übereinstimmt.

1. Schon bezüglich des Verlaufes nicht; es giebt akute Fälle von 4—6 Wochen Dauer, und solche, die unheilbar geworden sind, dazwischen subakute und subchronische Formen;

2. die Einzelsymptome anlangend, so lassen sich mehrere Typen unterscheiden, die freilich durch allerhand Zwischenformen miteinander verbunden werden.

a) Eine besondere Stellung nehmen ein die Fälle 1 und 4. Hier handelt es sich um Zustände, welche große Ähnlichkeit haben mit den „trunkfälligen Sinnestäuschungen“ der Alkoholiker. Es treten nächtliche stabile Hallucinationen auf, welche häufig in derselben Form wiederkehren. Die Kranken knüpfen daran die Wahnvorstellung von bevorstehendem großen Unglück (Tod, Weltuntergang); zu einem ausgeprägten Verfolgungswahn kommt es nicht, ebensowenig zu einer typischen Melancholie. Am Tage sistieren die Hallucinationen, nur die Wahnvorstellungen werden festgehalten; schließlich verschwinden nach 4—6 Wochen beide vollständig, ohne daß das Krankheitsbild weitere Wandlungen durchgemacht hat; nur einzelne cerebral-neurasthenische Züge mäßigen Grades bilden den Übergang zur Norm.

b) Ganz anders ist das Bild in den Fällen 2 und 8; dasselbe deckt sich zweifellos mit dem landläufigen Begriff der maniakalischen Erregung: Ideenflucht, gemütliche Reizbarkeit mit überwiegend heiterer Grundstimmung; Hallucinationen und Wahnideen sind kaum mit Sicherheit erkennbar, gelegentlich nur eine Illusion und daneben eine leichte Verworrenheit.

c) Fall 12 zeigt das Bild der akuten hypochondrischen Paranoia, Verfolgungsideen zum Teil stabiler Art ohne wesentliche Trübung des Bewußtseins, Fall 14 den Typus der chronischen Paranoia.

d) Weitaus die häufigste Form ist aber die Verbindung von Hallucinationen, Wahnideen wechselnder Art, Verworrenheit, wie sie in den Fällen 3, 5, 6, 7, 10, 11, 13, 15 und 17, also in 9 Fällen zum Vorschein kommt. Aber auch diese Fälle stimmen nicht völlig untereinander überein, so daß es unmöglich ist, eine allgemein anerkannte psycho-pathologische Bezeichnung für alle zu wählen; ein Teil gleicht der akuten hallucinatorischen Paranoia WESTPHALS, ein anderer der Amentia MEYNERTS, noch andere mehr dem subakuten Wahnsinn SCHÜLES u. s. w. (der Fall 16 bildet den Übergang dieser Gruppe zu der unter 1 genannten).

Diese 9 Fälle zeigen ganz besonders Unterschiede im Verlauf, insofern subakute neben chronischen auftreten, ohne daß die Elementarstörungen wesentlich verschieden sind. Fall 5 und 17 zeigen die Entwickelung der chronischen Paranoia; auf Verfolgungswahn folgt Größenwahn (Gräfin Henneberg, königliche Prinzessin von Sachsen); hier ist die Bezeichnung Paranoia zweifellos am Platze, nur der Beginn ist akut, mit zahlreichen Hallucinationen, der Verlauf chronisch. Fall 13 und 15 zeigen primären Größenwahn und gehen (entsprechend dem subakuten manischen Größenwahn SCHÜLES) in ca. 10 Wochen in Heilung über; 3, 10, 6 und 7 zeigen durchgehend das Bild des Verfolgungswahns mit im einzelnen wechselnden Wahnvorstellungen, Verworrenheit, Personenverwechselung, stark remittierendem Verlauf, wechselnden Zuständen des Bewußtseins von 4, 6, 9 und 16 Monaten Dauer; Nr. 13 dasselbe mit Ausgang in einen Zustand von Verworrenheit und dauernder geistiger Schwäche. Bei Nr. 6 und 9 findet sich vorübergehend auch Verwechselung der eigenen Person.

Es finden sich also bei der Gruppe d) Analogien zu allen wichtigeren Variationen der Paranoia chronica!

Völlig vermißt wird unter den psychologischen Formen die Dementia acuta, die einfache Melancholie, die Melancholia attonita. Einzelne melancholische und katatonische Züge finden sich gelegentlich vorübergehend (Fall 4, 7 und 9), indes nicht so anhaltend, daß sie das gesamte Krankheitsbild bestimmten; am ehesten nähert sich Fall 9 in den späteren Phasen der Katatonie KAHLBAUMS.

Was nun den Gesamtverlauf anlangt, so läßt sich in vielen Fällen ein deutliches Prodromalstadium unterscheiden, welches insbesondere durch Kopfschmerzen charakterisiert ist, gelegentlich auch Schwindelgefühle und Flimmern vor den Augen zeigt, sowie Übelkeit bis zum Erbrechen, wohl zum Teil durch Reizung der Magenschleimhaut durch verschluckten Schwefelkohlenstoff bedingt, entsprechend der häufig vorkommenden Bronchitis. Ab und zu scheint das Irresein plötzlich einzusetzen; doch sind die betreffenden

Fälle nicht hinreichend genau beobachtet. um den gelegentlichen Mangel eines Prodromalstadiums zu beweisen.

Das Stadium der manifesten Geistesstörung wird häufig eingeleitet durch das Gefühl einer schweren körperlichen Erkrankung, hochgradige innere Unruhe, Angst mit Sensationen in der Herzgegend, Vernichtungsgefühl. Auf diesem Boden einer primären krankhaften Stimmung, krankhafter körperlicher Sensationen erwachsen alsbald entsprechende Hallucinationen und Wahnideen. überwiegend drohender Untergang, Verfolgungen u. dergl. ausmalend. Ein stuporöses Nachstadium von längerer Dauer ist nirgends deutlich ausgeprägt; nur gelegentlich kommt es abwechselnd mit Erregungszuständen zu einem gebundenen Verhalten, und es resultiert hieraus ein zeitweise hochgradig wechselndes Krankheitsbild. Das Stadium der Rekonvaleszenz zeigt überwiegend neurasthenische Erscheinungen, gemütliche Resistenzlosigkeit, schwankende Stimmung, Ermüdung etc.

Die typische Form der Schwefelkohlenstoffvergiftung ist demgemäß keineswegs als „Manie“ zu bezeichnen. Die Bezeichnung „Tobsucht“ trifft für zahlreiche Fälle zu; indes hat es wenig Wert, auf dieses rein äußerliche Verhalten Gewicht zu legen. Die Diagnose „hallucinatorischer Wahnsinn“ würde das psychologische Krankheitsbild am besten treffen; doch gilt dies eben nur für einen Teil der Fälle.

Weshalb Symptome und Verlauf der Psychose sich so verschiedenartig gestalten, läßt sich aus den Krankengeschichten nur teilweise übersehen. Man könnte denken, daß hier vor allem Verschiedenheiten in der Quantität des in der Zeiteinheit oder auch insgesamt aufgenommenen Giftes eine Rolle spielen. Indes lassen sich hierfür nur schwer sichere Anhaltspunkte gewinnen. Die Dauer der Beschäftigung mit Schwefelkohlenstoff ist nicht entscheidend; zwar erkrankt Nr. 14, wo die längste Beschäftigung mit dem Gift stattgefunden (ca. $^1/_2$ Jahr), sofort an einer schweren Psychose, wofür von vornherein die Symptome der Paranoia chronica vorliegen; indes handelt es sich hier um einen Alkoholisten, der noch dazu belastet ist und Syphilis aquiriert hatte. Der Fall, welcher mit Bezug auf die Länge der Giftwirkung sich zunächst anschließt (15), verläuft sehr rasch günstig, obwohl auch hier angeborene Belastung anzunehmen ist und Masturbation vorausging.

Bemerkenswert ist jedenfalls die eine Thatsache, daß Kurzsichtige, welche sich tief auf ihre Arbeit herabbeugen müssen, nach kurzer Zeit sehr schwer erkranken können, so vor allem Nr. 6, wo bereits am siebenten Tage der Beschäftigung mit Schwefelkohlenstoff eine schwere Psychose von neunmonatlicher Dauer sich entwickelt.

Daß Kautschukarbeiter, welche gleichzeitig trinken, viel mehr schweren Nervenstörungen ausgesetzt sind, als nüchterne, ist eine bekannte Thatsache; Koincidenz von schwerer Alkoholvergiftung mit Schwefelkohlenstoffinhalation führt besonders leicht zum Tod. Ob hier die gleichzeitige Schädigung des Nervensystems durch den Alkohol die Hauptursache ist, ist fraglich; man könne denken, daß das alkoholhaltige Blut auch weit mehr Schwefelkohlenstoff absorbiert, daß also der Absorptionskoeffizient des Blutes von Einfluß ist; hierüber aber liegen exakte Versuche überhaupt nicht vor.

Auch werden offenbar von verschiedenen Individuen sehr verschiedene Quantitäten Schwefelkohlenstoff per os aufgenommen, denn der eine bekommt Stomatitis und Magenkatarrh, der andere nicht.

Schon in Bezug auf die Aufnahme des Giftes macht sich also der Einfluß der Individualität in deutlicher Weise geltend; vermutlich gilt das Gleiche aber auch von der Wiederausscheidung des Schwefelkohlenstoffes. Bei einzelnen Individuen bildet sich infolge der Anhäufung des Schwefelkohlenstoffes im Körper am Tage während der Arbeit, und der Ausscheidung während der Nacht eine Art periodischer Psychose, indem die Kranken abends deutliche Cerebralerscheinungen zeigen, am Morgen wieder frei sind. Hier geht offenbar die Ausscheidung des Giftes leichter von statten als bei anderen, wo von vornherein eine mehr kontinuierliche Affektion stattfindet.

Zu alledem kommt aber offenbar noch eine verschieden große Empfindlichkeit der Nervensubstanz gegen das Gift. Die einzelnen Stücke des Nervensystems sind verschieden empfindlich und bei A) ein Teil mehr als bei B). So sehen wir denn auch bald motorische Störungen auftreten, bald nicht. Von besonderem Interesse ist hier die Störung der Retina — Irisreflexe in Form träger Reaktion der Pupillen und Pupillendifferenz (ähnlich wie bei progressiver Paralyse); die Mehrzahl der Fälle, wo diese Störung auf die Schwefelkohlenstoffvergiftung zurückzuführen ist, verlaufen ungünstig (9, 15, 17). Auch Tremor, Steigerung der Sehnenreflexe und der mechanischen Muskelerregbarkeit treten nicht bei allen Kranken auf.

Der Einfluß der angeborenen Belastung ist nicht sicher zu eruieren, da bezüglich einzelner Kranker nähere Angaben nicht zu erlangen waren. Wichtiger ist scheinbar der Einfluß der erworbenen Belastung, der Schädigung des Nervensystems vor der Schwefelkohlenstoffvergiftung. Von den ungünstig verlaufenen Fällen wird (5 und 13) zweimal angegeben, daß langdauernde Gemütsbewegungen durch häuslichen Kummer vorausgegangen sind, zweimal Alkoholismus (9 und 14), einmal eine schwere Hysterie (17), insofern hier durch Schreck schwere heftige hysterische Anfälle ausgelöst wurden. Diese Kranke erinnert auch in ihrer Affektion an Hysterie und macht es wahrscheinlich, daß da, wo Schwefelkohlenstoffvergiftung hysterische Erscheinungen im Gefolge hat, überhaupt von vornherein eine hysterische Veranlagung vorlag; denn die Mehrzahl unserer Kranken zeigen auch nicht einmal andeutungweise hysterische Züge.[1]

Ein Einfluß des Alters auf die Symptome tritt andeutungsweise hervor; doch kann es sich hier auch um Zufälligkeiten handeln. Das jüngste Individuum (19 Jahr, Nr. 15) zeigt hebephrenische Züge, das älteste (35 Jahr) Paranoia chronica. Die übrigen Individuen bewegen sich im Alter zwischen 20 und 30, sind also überwiegend gleichalterig und zeigen doch charakteristische Differenzen, insofern bald einfach maniakalische, bald paranoische Krankheitsbilder resultieren.

Indem bei gleichalterigen und annähernd gleichschwer Erkrankten sexuelle Erregung bald deutlich hervortritt, bald völlig vermißt wird, kommt gleichfalls der Einfluß der individuellen Veranlagung deutlich zur Erscheinung. Sollte, wie Delpech berichtet, in der That hochgradige sexuelle Erregung eine regelmäßige Erscheinung bei den schwefelkohlenstoffvergifteten Pariser Kautschukarbeitern und -arbeiterinnen sein, so würde hieraus wohl auf eine stärkere sexuelle Erregbarkeit der Pariser Bevölkerung gegenüber der Leipziger geschlossen werden dürfen, da in unseren Fällen Satyriasis oder Nymphomanie nur ganz ausnahmsweise beobachtet worden.

Hiernach kann man kaum bezweifeln, daß die maniakalische Erregung, die Amentia Meynerts, der akute Wahnsinn Schüles, die akute Paranoia Westphals, ja auch die Paranoia chronica nicht besondere spezifische Erkrankungsformen des Gehirns darstellen, sondern die Bedeutung individuell verschiedener Reaktionsformen auf ein und dieselbe Schädigungsweise des Gehirns haben können, ein Gesichtspunkt, dessen Bedeutung allein schon das sorgfältigste Studium der Schwefelkohlenstoff-Psychose prinzipiell wichtig erscheinen läßt.

Vergleicht man mit Rücksicht hierauf die Erfahrungen bei anderen Vergiftungen, so liegen allerdings bisher nur wenige ver-

[1] Hiermit erledigt sich die sonderbare Idee Maries bezw. Charcots, daß die durch Schwefelkohlenstoffvergiftung entstehenden Psychosen als Hysterie aufzufassen seien.

gleichbare Thatsachen vor. Denn beim chronischen Alkoholismus, der am ehesten in Betracht kommt, liegen die Verhältnisse doch zum Teil wesentlich anders als bei der Schwefelkohlenstoffvergiftung. Dort spielen offenbar palpable Veränderungen des Gehirns neben der unmittelbaren Giftwirkung eine wichtige Rolle; erst wenn jene eingetreten sind, kommt es zum Delirium etc. Doch findet sich bezüglich der psychologischen Formen nach vielen Richtungen eine Übereinstimmung, insofern bei chronischem Alkoholismus akuter Wahnsinn, Amentia und Paranoia chronica nicht gar selten auftreten. Es fehlt aber eine Analogie zu den subakuten bezw. subchronischen maniakalischen Zuständen der Schwefelkohlenstoffvergifteten, welche beim Alkoholismus selten oder kaum jemals in gleicher Weise vorkommen.

Die sogenannte Manie der Säufer verläuft wesentlich akuter und ist zudem mit zahlreichen Hallucinationen und Wahnideen vergesellschaftet, so daß von einem rein maniakalischen Zustand nicht die Rede sein kann. Auch findet sich umgekehrt bei der Schwefelkohlenstoffvergiftung nicht eine dem alkoholischen Delirium im Verlauf gleichende psychische Störung, wenn schon im Verlauf der subakuten und subchronischen Schwefelkohlenstoff-Psychose dem Delirium ähnliche Zustände nicht gar selten episodisch auftreten.

Während nun bei den alkoholischen Psychosen die direkten Wirkungen des Giftes auf die nervösen Elemente, die Folgen palpabler Hirnveränderungen (Ödeme, Atrophie etc.) und endlich auch die Folgen der Alkoholentziehung zusammenwirken, so daß sich im einzelnen Fall schwer bestimmen läßt, inwiefern irgend ein Symptom auf Rechnung des Giftes selbst kommt, liegen bei der Schwefelkohlenstoff-Psychose weit einfachere Verhältnisse vor. Hier muß man die Erscheinungen direkt auf die Wirkung des Schwefelkohlenstoffes auf die Nervensubstanzen zurückführen. Denn Änderungen an den roten Blutkörperchen etc., welche auf eine Zersetzung wichtiger Blutbestandteile hinweisen, wurden durchgehend (soweit Untersuchungen angestellt wurden) von Anfang an vermißt. Die exakte Analyse der Einwirkung von Schwefelkohlenstoff auf die Nervensubstanz scheint mit unseren jetzigen Hilfsmitteln ausführbar; und es scheint so ein Weg gegeben, das Dunkel, welches die Natur der Psychosen noch umgiebt, zu lichten, und insbesondere über die Grundlagen der Paranoia chronica Aufschlüsse zu gewähren. Vorläufig sei nur bemerkt, daß der Schwefelkohlenstoff auf eine ganze Anzahl der in den Nervenelementen enthaltenen Substanzen (Lecithin, Fette etc.) lösend wirkt, daß er den Quellungszustand mancher dieser Substanzen beeinflußt und dergleichen mehr.

Bezüglich der Therapie lehren die Fälle, daß ein exspektatives Verfahren mit jeweiligen, der Indicatio symptomatica entsprechenden Maßnahmen meist genügt. Eine rationelle Therapie wird vor allem eine beschleunigte Ausscheidung des Giftes anzustreben haben, frische Luft und Bäder werden hier die Hauptsache sein, neben möglichster Vermeidung aller das Gehirn reizenden Einwirkungen. Narcotica sind möglichst zu vermeiden, wie einesteils aus der Wirkung des Alkohols bei Kautschukarbeitern hervorgeht, andernteils daraus, daß die mit Opium und Codein behandelten Fälle besonders ungünstig verlaufen sind (ihre Zahl ist allerdings sehr gering, so daß ein Zufall hier nicht ausgeschlossen ist).

Das Wichtigste bleibt die Prophylaxe, die vorzüglichste Ventilation der Arbeitsräume in den Gummifabriken. Nachdem seitens der Direktion der psychiatrischen Klinik zu Leipzig die Sanitätsbehörde auf das häufige Vorkommen von Schwefelkohlenstoff-Psychosen aufmerksam gemacht worden war, ist es deren energischen Bemühungen gelungen, die hygienischen Verhältnisse in den Arbeiterräumen der betreffenden Fabriken so günstig zu gestalten, daß schon seit längerer Zeit ein Fall von Schwefelkohlenstoffvergiftung nicht wieder zugegangen ist.

Medicinischer Verlag

von

VEIT & COMP. IN LEIPZIG.

Bücher.

Altmann, Dr. R., Professor a. d. Universität Leipzig, **Studien über die Zelle.** Erstes Heft. Mit einer Tafel. gr. 8. 1886. *M* 2. —

——— **Die Elementarorganismen und ihre Beziehungen zu den Zellen.** *Zweite,* vermehrte Auflage. Mit 9 Abbild. im Text u. 35 farb. Tafeln. kl. Quart. 1894. *M* 32. —

Von den „Studien über die Zelle" erscheint keine Fortsetzung. Die weiteren Untersuchungen des Verfassers sind in den „Elementarorganismen" niedergelegt.

Babes, Dr. V., Director des bacteriologischen Institutes in Bukarest, **Bacteriologische Untersuchungen über septische Processe des Kindesalters.** Mit 21 farbigen Abbildungen im Text. gr. 8. 1889. geh. *M* 2. 60

Bjerrum, Dr. J., Anleitung zum Gebrauch des Augenspiegels. Für Studierende und praktische Ärzte. Deutsche autorisirte Ausgabe vom Privatdocenten Dr. O. Schwarz in Leipzig. Mit 37 Figuren im Text. 8. 1892. geb. in Ganzl. *M* 1. 80

Blochmann, Dr. Reinh., Prof. der Chemie a. d. Univ. Königsberg i. Pr., **Erste Anleitung zur qualitativen chemischen Analyse.** Für Studierende der Chemie, Pharmacie und Medicin. Mit drei Tabellen. *Zweite*, verbesserte und vermehrte Auflage. 8. 1892. geb. in Ganzl. *M* 3. 50

Braune, Dr. Wilhelm, Professor der topographischen Anatomie zu Leipzig, **Topographisch-anatomischer Atlas.** Nach Durchschnitten an gefrorenen Cadavern herausgegeben. Nach der Natur gezeichnet und lithogr. von C. Schmiedel. Dritte Aufl. 33 farbige Tafeln mit durch Abbild. erläut. Text. Imp.-Fol. 1888. geb. in Halbleinw. *M* 120. —
Mit Supplement: **Die Lage des Uterus** etc. *M* 165. —

Dem praktischen Arzte ist keine der medizinischen Disziplinen auf den oft so verschlungenen Pfaden der Praxis eine so treue Begleiterin in jeder Not, wie die Anatomie, der er gar oft nur allzubald untreu wird. Die wechselvollen Eindrücke am Krankenbette und die breite Flut der Tageslitteratur zwingen ihn, sowohl systematisch, als auch gelegentlich sein Wissen über jene sichere Basis zu kontrollieren und die Lücken in demselben wieder auszufüllen. Dazu bietet sich ihm das Braunesche Bilderwerk als einer der besten und zuverlässigsten Führer an.

Die dritte Auflage unterscheidet sich von den früheren durch Neuherstellung von zwei Tafeln und die vollständige Umarbeitung des Textes.

——— **Topographisch-anatomischer Atlas.** Nach Durchschnitten an gefrorenen Cadavern. (Kleine Ausgabe von des Verfassers topographisch-anatomischem Atlas mit Einschluss des Supplementes.) Mit 34 Lichtdrucktafeln und 46 Holzschnitten im Text. Lex.-8. 1875. in Carton. *M* 30. —

——— **Der männliche und weibliche Körper im Sagittalschnitte.** Separat-Abdruck aus des Verfassers topograph.-anatom. Atlas. 2 lithogr. Tafeln (schwarz). Text in gr. 8 mit 10 Holzschnitten. 1872. Imp.-Fol. in Mappe. *M* 10. —

Braune, Dr. Wilhelm, Professor der topographischen Anatomie zu Leipzig, **Die Lage des Uterus und Foetus am Ende der Schwangerschaft.** Nach Durchschnitten an gefrorenen Cadavern. Nach der Natur gezeichnet u. lithogr. Supplement zum topograph.-anatom. Atlas. 10 farb. Taf. mit erläut. Text. Imp.-Fol. 1872. in Mappe. ℳ 45. —

——— **Das Venensystem des menschlichen Körpers.** Atlas in Imperial-Quer-Folio-Format, Text in gr. 8.

Erste Lieferung: **Die Venen der vorderen Rumpfwand des Menschen.** Vier Tafeln in Buntdruck mit erläuterndem Text (mit 13 Holzschn.). 1884. ℳ 45. —

Zweite Lieferung: **Die Venen des Fusses und Unterschenkels.** Vier Tafeln in Buntdruck mit erläuterndem Text. 1889. ℳ 30. —

Braune, W., und **W. His, Leitfaden für die Präparanten** der anatomischen Anstalt zu Leipzig. gr. 8. 1883. (Fehlt.)

Braune, W., und **P. Zweifel, Gefrierdurchschnitte, in systematischer Anordnung durch den Körper einer Hochschwangeren geführt.** Zwölf Tafeln in natürlicher Grösse mit erläuterndem Text. Imp.-Folio. 1890. in Mappe. ℳ 40. —

Cornet, Dr. G., Über Tuberculose. Die Verbreitung der Tuberkelbacillen ausserhalb des Körpers. Die Sterblichkeitsverhältnisse in den Krankenpflegeorden. Mit vier Figuren. gr. 8. 1890. geh. ℳ 4. —

Credner, Sanitätsrath Dr. F., Die Kurmittel in Bad Nauheim. Erstmalige Veröffentlichung der im April 1893 durch Dr. Sonne ausgeführten neuen Analyse d. Fr.-Wilh.-Sprudels-Quelle No. XII. Mit 1 Situationsplan. 8. 1894. geh. ℳ —. 80

Criegern-Thumitz, Friedr. v., Lehrbuch der freiwilligen Kriegs-Krankenpflege beim Heere des Deutschen Reiches. Mit einer Karte. Bearbeitet und herausgegeben im Auftrage des Centralkomitees der Deutschen Vereine vom roten Kreuz. Zweite, verbesserte und vermehrte Auflage. gr. 8. 1891. geh. ℳ 6. —

Dornblüth, Dr. Otto (Freiburg i. Schl.), **Kompendium der inneren Medicin für Studierende und Ärzte.** Mit zahlreichen Abbildungen im Text. Zweite, verbesserte und vermehrte Auflage. 8. 1895. geb. in Ganzleinen ℳ 7. 50

Das treffliche Buch behandelt in knapper und klarer Form das gesammte Gebiet der inneren Medicin einschliesslich der **Nervenkrankheiten, Hautkrankheiten** und **Frauenkrankheiten.** Der *beschäftigte Praktiker*, der sich über irgend eine Frage schnell orientiren will, wird *nicht vergebens* Dornblüth's Kompendium um Rath fragen; er wird dabei finden, dass das Typische und Charakteristische jeder einzelnen Erkrankung darin eingehend gewürdigt ist. Auch der *Studierende* wird das Buch als eine ganz vorzügliche *Diagnostik* bei dem Besuch der Kliniken mit grossem Nutzen gebrauchen.

——— **Kompendium der Psychiatrie** für Studierende und Ärzte. Mit Abbild. im Text u. 2 Taf. 8. 1894. geb. in Ganzleinen ℳ 6. —

Der wohlbekannte und erfahrene Verfasser des *„Kompendiums der inneren Medizin"* bietet mit diesem Werke eine Psychiatrie für die Bedürfnisse des praktischen Arztes und des Studierenden. In knappen und klaren Schilderungen werden die wichtigsten Erscheinungen behandelt und durch Krankengeschichten, die der Praxis entnommen sind, ergänzt. Die beiden Tafeln mit Typen der verschiedenen Arten von geistiger Störung bilden eine wertvolle Beigabe.

„Parmi les manuels de médecine mentale qui s'adressent au praticien non spécialiste, le compendium du docteur Dornblüth occupera un des premiers, sinon le premier rang."

La Fl. Médicale. 1894. Nr. 27.

Dornblüth, Dr. Otto (Freiburg i. Schl.), **Wörterbuch der klinischen Kunstausdrücke.** 8. 1894. geb. in Ganzleinen. ℳ 3. —

Die wissenschaftliche Medizin verwendet soviel nötige und unnötige Fremdwörter und Kunstausdrücke, daß es auch den Belesenen schwer wird, sie im Gedächtnis zu bewahren. Das gilt noch besonders von den zahlreichen Benennungen für Krankheiten, Symptome u. s. w., wo der Eigenname des Entdeckers als kennzeichnend verwendet wird. Das Büchlein stellt deshalb die gebräuchlichen Fremdwörter mit kurzer Angabe der Ableitung und der Bedeutung, die wichtigsten Kunstausdrücke und aus den modernen Sprachen eine Anzahl von Wörtern zusammen, die in ihrer medizinischen Bedeutung in den allgemeinen Wörterbüchern nicht vertreten sind. Es soll dadurch zugleich ein Hilsmittel für den Arzt bilden, der die Fachschriften fremder Sprachen liest.

du Bois-Reymond, Dr. Emil, Geh. Ober-Medicinalrath u. Professor der Physiologie zu Berlin, **Gesammelte Abhandlungen zur allgemeinen Muskel- und Nervenphysik.** Zwei Bände. Mit 50 in den Text gedruckten Holzschnitten, 2 Tabellenbogen und 7 Tafeln. Lex.-8. 1875—1877. geh. ℳ 40. —

——— **Dr. Carl Sachs' Untersuchungen am Zitteraal** (Gymnotus electricus). Nach seinem Tode bearbeitet. Mit 2 Abhandlungen von Gust. Fritsch. Mit 49 Abbild. im Text und 8 Tafeln. Lex.-8. 1881. geh. ℳ 26. —

——— **Culturgeschichte und Naturwissenschaft.** Vortrag, gehalten am 24. März 1877 im Verein für wissenschaftliche Vorlesungen zu Köln. Erster u. zweiter unveränderter Abdruck. gr. 8. 1878. geh. ℳ 1. 60

——— **Über die Grenzen des Naturerkennens. Die sieben Welträthsel.** Zwei Vorträge. Des ersten Vortrags *siebente,* des zweiten Vortrags *dritte* Auflage. gr. 8. 1891. geh. ℳ 2. —

——— **Reden.** Erste Folge: Litteratur, Philosophie, Zeitgeschichte. gr. 8. 1886. geh. ℳ 8.—; eleg. geb. ℳ 10.—

——— ——— Zweite Folge: Biographie, Wissenschaft, Ansprachen. gr. 8. 1887. geh. ℳ 9. —; eleg. geb. ℳ 11. —

Die Reden von Emil du Bois-Reymond eignen sich auch in hervorragender Weise zu Fest- und Gelegenheitsgeschenken.

Eichhorst, Dr. Hermann, Professor der Medicin zu Zürich, **Die progressive perniciöse Anämie.** Eine klinische und kritische Untersuchung. Mit 8 lithograph. Tafeln und mehreren Holzschnitten. gr. 8. 1878. geh. ℳ 10. —

Erhard, Dr. Julius, Vorträge über die Krankheiten des Ohres. Gehalten an der Friedrich-Wilhelms-Universität zu Berlin. Mit in den Text gedruckten Holzschn. gr. 8. 1875. geh. ℳ 4. 80

d'Espine, A., u. **C. Picot, Grundriss der Kinderkrankheiten für praktische Aerzte u. Studirende.** Deutsche, v. d. Verfassern durchgesehene Ausgabe von Dr. S. Ehrenhaus. gr. 8. 1878. geh. ℳ 9. —

Falckenberg, Dr. R., o. ö. Professor zu Erlangen, **Geschichte der neueren Philosophie** von Nikolaus von Kues bis zur Gegenwart. Im Grundriß dargestellt. Zweite, verbesserte und vermehrte Auflage. gr. 8. 1892. geh. ℳ 7. —; geb. ℳ 8. —

Dieser Grundriß bietet ein vorzügliches Orientierungsmittel über die neuere Philosophie des In- und Auslandes und wird durch seine knappe Form und geschmackvolle Darstellung nicht nur Studierenden willkommen sein, sondern auch allen denen, die sich die für jeden Gebildeten unentbehrliche Kenntnis der verschiedenen philosophischen Systeme aneignen wollen.

Falk, Dr. Friedr., Galen's Lehre vom gesunden und kranken Nervensysteme. gr. 8. 1871. geh. ℳ 1. 20

——— **Die sanitätspolizeiliche Ueberwachung höherer u. niederer Schulen u. ihre Aufgaben.** Zweite, vermehrte Ausg. gr. 8. 1871. geh. ℳ 2. 40

Fick, Dozent Dr. A. Eugen, Lehrbuch der Augenheilkunde (einschliesslich der Lehre vom Augenspiegel) für Studierende und prakt. Ärzte. Mit 157 teilweise farbigen Abbildungen im Text. gr. 8. 1894. geh. ℳ 10. —; geb. ℳ 11. —

Fischer, Dr. R., Ueber die Embolie der Arteria centralis retinae. gr. 8. 1891. geh. ℳ 6. 40

Flechsig, Prof. Dr. Paul, Die körperlichen Grundlagen der Geistesstörungen. Vortrag, gehalten beim Antritt des Lehramtes an der Universität Leipzig am 4. März 1882. gr. 8. 1882. geh. ℳ 1. 20

——— **Plan des menschlichen Gehirns.** Auf Grund eigener Untersuchungen entworfen. Zweite, gänzl. umgearb. Aufl. 3 Tafeln. Mit erläuterndem Texte. (Erscheint demnächst.)

——— **Die Irrenklinik der Universität Leipzig** und ihre Wirksamkeit in den Jahren 1882—1886. Mit 2 Plänen. gr. 8. 1888. geh. ℳ 2. 40

Flügge, Prof. Dr. C., Director des hygienischen Instituts der Universität Breslau, **Beiträge zur Hygiene.** Inhalt: I. Das Wohnungsklima zur Zeit des Hochsommers. II. Die Porosität des Bodens. III. Die Verunreinigung des städtischen Bodens. IV. Zur Kenntniss der Kost in öffentlichen Anstalten. Mit 2 Holzschnitten im Text und 5 Tafeln. gr. 8. 1879. geh. ℳ 5. —

——— **Grundriss der Hygiene.** Für Studirende und praktische Ärzte, Medicinal- und Verwaltungsbeamte. Dritte, verbesserte und vermehrte Auflage. Mit zahlreichen Abbildungen im Text. gr. 8. 1894. geh. ℳ 12.—; geb. in Ganzl. ℳ 13.—

„Zur Herausgabe des vorliegenden Buches haben mich die wiederholten und dringenden Bitten mehrerer Kollegen veranlaßt, denen gleich mir der Unterricht und die Prüfung in der Hygiene dadurch erschwert wurde, daß bisher kein für Studierende brauchbares kurzes Lehrbuch der Hygiene existirte.“ (Aus der Vorrede.)

——— **Lehrbuch der hygienischen Untersuchungsmethoden.** Eine Anleitung zur Anstellung hygienischer Untersuchungen und Begutachtung hygienischer Fragen. Für Aerzte und Chemiker, Sanitäts- und Verwaltungsbeamte, sowie Studirende. Mit 88 Abbild. im Text, 17 Tabellen u. 4 lithogr. Tafeln. gr. 8. 1881. geh. ℳ 16. —

——— **Die Verbreitungsweise und Abwehr der Cholera.** gr. 8. 1893. geh. ℳ 1. 80.

Francotte, Dr. X., Die Diphtherie. Ihre Ursachen, ihre Natur und Behandlung. *Gekrönte Preisschrift.* Mit 10 Abbildungen im Text u. 3 Tafeln. Deutsch von Dr. M. Spengler. gr. 8. 1886. geh. ℳ 6. —

Fritsch, Dr. Gustav, Professor a. d. Univers. Berlin, **Die elektrischen Fische.** Zwei Abtheilungen. I. Malopterurus electricus. II. Die Torpedineen. Mit zahlreichen Holzstichen im Text und 32 lithogr. Tafeln. gr. Folio. 1887—1890. kart. ℳ 60. —

Fuchs, Prof. Dr. Chr. J., Pathologische Anatomie der Haussäugethiere. gr. 8. 1859. geh. ℳ 7. 20

——— **Die schädlichen Einflüsse der Bleibergwerke auf die Gesundheit der Hausthiere,** insbes. des Rindviehes. gr. 8. 1842. geh. ℳ 1. —

——— **Handbuch der allgemeinen Pathologie der Haussäugethiere.** gr. 8. 1843. geh. ℳ 8. 25.

——— **Der Kampf mit der Lungenseuche des Rindviehes.** Ein Wort zur Beachtung für die Regierungen u. s. w. gr. 8. 1861. geh. ℳ —. 60

——— **Allgemeine Lehre der Seuchen und ansteckenden Krankheiten der Haussäugethiere.** Vorlesungen mit ergänzenden und rechtfertigenden Beilagen. gr. 8. 1862. geh. ℳ 4. 50

——— **Das Pferdefleischessen.** Eine historische, diätetische, volkswirthschaftliche und ethische Untersuchung in einer Vorlesung. gr. 8. 1859. geh. ℳ —. 80

——— **Wegweiser in die Thierheilkunde.** Vorlesungen. gr. 8. 1850. geh. ℳ 1. —

Fürst, Dr. L., Die Maass- und Neigungs-Verhältnisse des Beckens. Nach Profil-Durchschnitten gefrorener Leichen. Mit 7 lithograph. Tafeln. 4. 1875. cart. ℳ 10. —

Gaule, Prof. Dr. Justus, Die Stellung des Forschers gegenüber dem Problem des Lebens. Rede zum Antritt des Lehramts der Physiologie an der Hochschule zu Zürich. 8. 1887. geh. ℳ —. 60

Hagen, Prof. Dr. Richard, Anleitung zur klinischen Untersuchung und Diagnose. Ein Leitfaden für angehende Kliniker. Sechste, verbesserte und vermehrte Auflage. Mit 25 Abbildungen im Text und 1 Tafel. 8. 1891. geb. in Ganzleinw. ℳ 3. 50

Der Zweck dieses Büchleins ist, den angehenden Mediziner bei dem Besuch der inneren Klinik in knapper Form über das Verhalten am Krankenbet. und die technischen Manipulationen, welche daselbst von ihm verlangt wert den, zu unterrichten und ihn auf die hauptsächlichsten Erscheinungen, au welche es bei Konstatierung einer Krankheit ankommt, aufmerksam zu machenf Auch praktischen Aerzten wird das Büchlein willkommen sein.

——— **Praktische Beiträge zur Ohrenheilkunde.** Sechs Hefte. gr. 8. 1866—1869. geh. ℳ 6. —

Hampe, Dr. med. Jul., Über Geisteskrankheiten infolge Schwefelkohlenstoff-Vergiftung. gr. 8. 1895. geh. ℳ 1. 60

Hartmann, Dr. Arthur, Experimentelle Studien über die Funktion der Eustachischen Röhre. gr. 8. 1879. geh. ℳ 2. —

Hartmann, Prof. Dr. Rob., Der Gorilla. Zoologisch-zootomische Untersuchungen. Mit 13 in den Text gedruckten Holzschnitten und 21 Tafeln. gr. 4. 1880. geh. ℳ 30. —

Heinze, Dr. Osc., Die Kehlkopfschwindsucht. Nach Untersuchungen im pathologischen Institute der Universität Leipzig. Mit 4 Tafeln, nach den mikroskopischen Präparaten gezeichn. von Dr. Sänger. gr. 8. 1879. geh. ℳ 8. —

Heubner, Prof. Dr. med. O., Die experimentelle Diphtherie. Mit einer Tafel in Farbendruck. Gekrönte Preisschrift. gr. 8. 1883. geh. ℳ 2. 40

Hirschberg, Dr. J., Professor der Augenheilkunde zu Berlin, **Beiträge zur praktischen Augenheilkunde.** Zweites u. drittes Heft. Mit Holzschnitten. gr. 8. 1877—1878. geh. *M* 4. 40

——— **Die mathematischen Grundlagen der medicinischen Statistik** elementar dargestellt. gr. 8. 1874. geh. *M* 2. 40

——— **Der Electromagnet in der Augenheilkunde.** Eine Monographie. Mit 17 Abbildungen im Text. gr. 8. 1885. geh. *M* 4. —

——— **Von New York nach San Francisco.** Tagebuchblätter. gr. 8. 1888. geh. *M* 4. —

——— **Eine Woche in Tunis.** Tagebuchblätter. gr. 8. 1885. geh. *M* 2. —

——— **Wörterbuch der Augenheilkunde.** gr. 8. 1887. geh. *M* 5. —

His, Wilh., o. ö. Prof. a. d. Univ. Leipzig, **Die anatomische Nomenclatur. Nomina anatomica,** Verzeichnis der von der Commission der Anatom. Gesellsch. festgestellten Namen. Mit 30 Abbild. im Text u. 2 Tafeln. Lex.-8. 1895. geh. *M* 7. —

Huenefeld, Prof. Dr. F. L., Die Blutproben vor Gericht und das Kohlenoxyd-Blut in Bezug auf die Asphyxie durch Kohlendunst. gr. 8. 1875. geh. *M* 1. 20

——— **Diaetetik.** gr. 8. 1875. geh. *M* 4. —

Jürgensen, Dr. Th. von, Professor der Medizin an der Universität Tübingen, **Lehrbuch der speziellen Pathologie und Therapie mit besonderer Berücksichtigung der Therapie.** Für Studierende und praktische Ärzte. Dritte, neubearbeitete und vermehrte Auflage. Mit zahlreichen Abbildungen im Text. gr. 8. 1894. geh. *M* 16. —; geb. *M* 18. —

Neben den mehrbändigen Werken von Eichhorst und Strümpell wird das einbändige, 860 Seiten größten Oktavformates umfassende und durch seine lebendige, auf reicher eigener Erfahrung fußende Darstellung ausgezeichnete Lehrbuch von Jürgensen von Praktikern und Studierenden, die ein für die Bedürfnisse der Praxis ausreichendes, sich von großen und weitläufigen Exkursen freihaltendes Nachschlagebuch zu besitzen wünschen, als zuverlässiger Ratgeber am meisten geschätzt.

Kalisch, Dr. M., Medicinisch-gerichtliche Gutachten der königlichen Preussischen wissenschaftlichen Deputation für das Medicinalwesen aus d. Jahren 1840—1850. gr. 8. 1859. geh. *M* 9. —

——— **Die Kunstfehler der Aerzte.** gr. 8. 1860. geh. *M* 6. —

Köhler, Prof. Dr. Hermann, Grundriss der Materia medica für prakt. Aerzte u. Studirende. Mit besonderer Rücksichtnahme auf die Pharmacopoea Germanica bearbeitet. gr. 8. 1878. geh. *M* 10. —

Kollmann, Dr. J., Professor der Anatomie zu Basel, **Plastische Anatomie des menschlichen Körpers.** Ein Handbuch für Künstler und Kunstfreunde. Mit zahlreichen Abbildungen im Text. Roy. 8. 1886. geh. *M* 14. —; eleg. geb. *M* 17. —

Der Verfasser hatte während seiner langjährigen Lehrthätigkeit an der Königl. Akademie der bildenden Künste zu München Gelegenheit, die Bedürfnisse der Künstler kennen zu lernen, und bietet in der plastischen Anatomie ein Werk, wie es lange gewünscht, aber bis jetzt noch nicht in unserer Litteratur vorhanden war.

Kries, Dr. Johannes v., Professor der Physiologie zu Freiburg, **Die Gesichtsempfindungen und ihre Analyse.** Mit 22 Abbildungen im Text. gr. 8. 1882. geh. ℳ 5. —

Kühne, Prof. Dr. Willie, Myologische Untersuchungen. Mit in den Text gedruckt. Holzschn. u. 1 Kupfertaf. gr. 8. 1860. geh. ℳ 4. —

Kunze, Dr. C. F., Grundriss der praktischen Medicin. Dritte, gänzlich umgearbeitete u. vermehrte Aufl. gr. 8. 1886. geb. ℳ 6. —

——— **Der Kindermord.** Historisch und kritisch dargestellt. gr. 8. 1860. geh. ℳ 5. —

——— **Lehrbuch der praktischen Medicin** mit besonderer Rücksicht auf pathologische Anatomie u. Histologie. Dritte, mehrfach veränderte u. vermehrte Auflage. Zwei Bände. gr. 8. 1878. geh. ℳ 25. —

Landerer, Prof. Dr. A., Richtungen und Ziele der neueren Chirurgie. Antrittsvorlesung. gr. 8. 1891. ℳ —. 80

Langendorff, Prof. Dr. Osc., Studien über Rhythmik und Automatie des Froschherzens. Mit 22 Abbildungen im Text und 2 Tafeln. gr. 8. 1884. geh. ℳ 5. 60

Laube, Dr. Gust. C., Prof. d. Geologie zu Prag, **Geologische Excursionen im Thermalgebiet des nordwestlichen Böhmens,** Teplitz, Carlsbad, Eger-Franzensbad, Marienbad. Mit 2 Taf. in Farbendruck, geolog. Profile darstellend. gr. 8. 1884. geh. ℳ 3. 60; geb. ℳ 4. 20

Die berühmten Thermen des nordwestlichen Böhmens sind in Bezug auf ihre Verbreitung und Lage durch den geologischen Aufbau dieses Landstriches bestimmt. Das Laubesche Büchlein schildert die allgemeinen geologischen Verhältnisse Nordwestböhmens mit besonderer Rücksicht auf seine Heilquellen und hat dadurch auch für die Ärzte großes Interesse.

Lebert, Prof. Dr. Hermann, Abhandlungen aus dem Gebiete der praktischen Chirurgie und der pathologischen Physiologie nach eigenen Untersuchungen u. Erfahrungen u. mit besond. Rücksicht auf die Dieffenbach'sche Klinik in Berlin. gr. 8. 1848. geh. ℳ 10. —

Lender, Dr. Constantin, Die points douloureux Valleix's und ihre Ursachen. gr. 8. 1869. geh. ℳ 1. 60

Der Lister'sche Verband. Mit Bewilligung des Verfassers aus dem Englischen übertragen von Dr. O. Thamhayn. gr. 8. 1875. geh. ℳ 4. 80

Lorent, Dr. E., Die Aufgabe der Gesundheitspflege in Bezug auf die atmosphärische Luft. gr. 8. 1873. geh. ℳ 1. 20

Ludwig, Dr. Carl, Professor der Physiologie zu Leipzig, **Rede zum Gedächtniss an Ernst Heinrich Weber.** Gehalten im Namen der medicinischen Facultät am 24. Februar 1878 in der akademischen Aula zu Leipzig. gr. 8. 1878. geh. ℳ 1. —

Lukjanow, Dr. S., Prof. der allgem. Pathologie a. d. Univ. Warschau, **Grundzüge einer allgemeinen Pathologie der Zelle.** Vorlesungen, gehalten an der Univ. Warschau. gr. 8. 1891. geh. ℳ 7. 50

——— **Grundzüge einer allgemeinen Pathologie des Gefäss-Systems.** Vorlesungen, gehalten a. d. Univ. Warschau. gr. 8. 1894. geh. ℳ 10. —

Magnus, Prof. Dr. Hugo, Die Anatomie des Auges bei den Griechen und Römern. gr. 8. 1878. geh. ℳ 2. 40

——— **Die geschichtliche Entwickelung des Farbensinnes.** gr. 8. 1877. geh. ℳ 1. 40

——— **Geschichte des grauen Staares.** Mit 1 lithographirten Tafel. gr. 8. 1876. geh. ℳ 8. —

Marmé, Prof. Dr. Wilh., Lehrbuch der Pharmacognosie des Pflanzen- und Thierreichs. Für Studierende der Pharmacie, Apotheker und Medicinalbeamte. gr. 8. 1886. geh. ℳ 14. —

Meyer, Dr. E. v., Professor a. d. Techn. Hochschule Dresden, **Geschichte der Chemie von den ältesten Zeiten bis zur Gegenwart.** *Zugleich Einführung in das Studium der Chemie.* Zweite, verbesserte und vermehrte Auflage. gr. 8. 1895. geh. ℳ 10. —, geb. ℳ 12. —

Minot, Prof. Ch. S., Lehrbuch der Entwickelungsgeschichte des Menschen. Deutsche Ausgabe, mit Zusätzen des Verfassers, von Privatd. Dr. med. S. Kaestner. Mit 463 Abbildungen. Lex. 8. 1894. geh. ℳ 24. —

Moser, Prof. Dr. Ludwig, Die Gesetze der Lebensdauer. Nebst Untersuchungen über Dauer, Fruchtbarkeit der Ehen u. s. w. Mit einem Anhang, enthaltend die Berechnung der Leibrenten, Lebensversicherungen, Wittwenpensionen und Tontinen. Ein Lehrbuch. gr. 8. 1839. geh. ℳ 7. —. Herabges. Preis ℳ 4. —

Mosso, Dr. A., Professor der Physiologie zu Turin, **Die Diagnostik des Pulses in Bezug auf die localen Veränderungen desselben.** Mit 15 Holzschn. im Text u. 8 Tafeln. gr. 8. 1879. geh. ℳ 6. —

——— **Ueber den Kreislauf des Blutes im menschlichen Gehirn.** Untersuchungen. Mit 87 Abbildungen im Text und 9 Tafeln. gr. 8. 1881. geh. ℳ 10. —

——— **Die Temperatur des Gehirns.** Untersuchungen. Mit einem Titelbild, zahlr. Abbild. i. Text u. 5 Taf. Lex.-8. 1894. geh. ℳ 10.—

Müller, Dr. G. Elias, Professor an der Univ. Göttingen, **Theorie der Muskelcontraktion.** In zwei Theilen. = Erster = Theil. gr. 8. 1891. geh. ℳ 9. —

Müller, Dr. Friedr. Wilh., Grundriss der Pathologie und Therapie der venerischen Krankheiten für praktische Aerzte und Studirende. Mit 3 lith. Tafeln. gr. 8. 1884. geh. ℳ 4. 60

Munk, Prof. Dr. Hermann, Die elektrischen und Bewegungs-Erscheinungen am Blatte der Dionaea muscipula. Mit der anatomischen Untersuchung des Dionaea-Blattes von F. Kurtz. Mit 3 Tafeln. gr. 8. 1876. geh. ℳ 6. —

Naundorff, Dr. A. J., Unter dem rothen Kreuz. Fremde und eigene Erfahrungen auf Böhmischer Erde und den Schlachtfeldern der Neuzeit gesammelt. gr. 8. 1867. geh. ℳ 4. 50

Otis, Walter J., Anatomische Untersuchungen am menschlichen Rectum und eine neue Methode der Mastdarminspection. Erster Theil. Die Sacculi des Rectum. Mit einem Holzschnitt im Text und 8 Tafeln. Imp.-4. 1887. geh. ℳ 10. —

Pfeiffer, Dr. R., Zur Behandlung der Kehlkopf- und Lungentuberculose mittelst parenchymatöser Injectionen. Nebst einer neuen Hypothese über die tuberculöse Lungenspitzenerkrankung. gr. 8. 1890. geh. *M* 1. 80

Ploss, Dr. H. H., Ueber die Lage und Stellung der Frau während der Geburt bei verschiedenen Völkern. Eine anthropologische Studie. Mit 6 Holzschnitten. gr. 8. 1872. geh. *M* 1. 50

Puschmann, Dr. Th., Professor a. d. Universität Wien, **Geschichte des medizinischen Unterrichts** von den ältesten Zeiten bis zur Gegenwart. gr. 8. 1889. geh. *M* 11. —

Ravoth, Dr. F. W. Th., Grundriss der Akiurgie. Zweite, vermehrte Auflage. Mit 82 Holzschn. Zugleich 5. Auflage von Schlemm's Operations-Uebungen am Cadaver. gr. 8. 1868. geh. *M* 8. —

——— **Darstellung der wichtigsten chirurgischen Instrumente.** 16 Taf. Abbildungen mit erläuternd. Texte. Zugleich als Anhang zu Ravoth, Grundriss der Akiurgie, zweite Auflage. gr. 8. 1869. cart. *M* 3. 60

——— **Prolegomena** zur rationellen medicin. Diagnostik u. Semiotik für Kliniker u. Klinicisten. 8. 1851. geh. *M* 1. 60

Ribot, Th., Die Erblichkeit. Eine psychologische Untersuchung ihrer Erscheinungen, Gesetze, Ursachen und Folgen. Deutsch von Dr. med. Otto Hotzen. gr. 8. 1876. geh. *M* 7. — Herabges. Preis *M* 2. 50.

Roser, Prof. Dr. W., Chirurgisch-anatomisches Vademecum für Studierende und Aerzte. Achte, gänzlich umgearbeitete Auflage. Mit 139 Holzschnitten. 8. 1890. geb. in Ganzleinwand. *M* 6. —

Das Vademecum hat den Zweck, zu chirurgisch-anatomischen Übungen am Kadaver anzuleiten. Die Methode, nach welcher der Verfasser in die topographische Anatomie einführt, ist die der Fensterschnitte, welche fast sämtlichen Abbildungen des Büchleins zu Grunde gelegt ist.

Salzburg, Dr. Karl, Über die Behandlung der Epilepsie, insbesondere mit Opium-Brom nach Flechsig. gr. 8. 1894. geh. *M* 1. 20

Sänger, Prof. Dr. Max, Über die allgemeinen Ursachen der Frauenkrankheiten. Ein Versuch zu einer einheitlichen ätiologischen Betrachtung der Erkrankungen des Sexualorgans. Antrittsvorlesung. gr. 8. 1892. geh. *M* 1. 20

Schildbach, Dr. C. H., Orthopädische Klinik. Mittheilungen aus der gymnast.-orthopäd. Heilanstalt zu Leipzig. gr. 8. 1877. geh. *M* 2. —

——— **Die Skoliose.** Anleitung zur Beurtheilung und Behandlung der Rückgratsverkrümmungen für praktische Aerzte. Mit 8 Holzschnitten. gr. 8. 1872. geh. *M* 3. —

——— **Kinderstuben-Gymnastik.** Eine Anleitung zur körperlichen Ausbildung der Kinder in den ersten Lebensjahren. Für Aeltern, Lehrer u. Kindergärtnerinnen. Mit 48 Abbild. 12. 1880. geh. *M* 1. 60

Schlemm, Prof. Dr. Friedrich, Arteriarum capitis superficialium icon nova. Accedunt tabulae duae. gr. Fol. 1830. geh. *M* 4. 50

Schmidt, Dr. E., Professor a. d. Univ. Leipzig, **Anthropologische Methoden.** Anleitung zum Beobachten und Sammeln für Laboratorium und Reise. Mit zahlr. Abbildungen im Text. 8. 1888. geh. *M* 6. —

Schmidt-Mülheim, Dr. Ad., Grundriss der speciellen Physiologie der Haussäugethiere. Für Thierärzte u. Landwirthe. Mit 52 Abbild. im Text. gr. 8. 1879. geh. ℳ 9. —

Spalteholz, Dr. W., Professor a. d. Univ. Leipzig, **Die Vertheilung der Blutgefässe in der Haut.** Mit 3 Abb. im Text und 6 Tafeln. gr. 8. 1893. geh. ℳ 10. —

—— **Die Arterien der menschlichen Haut.** 13 stereoskop. Tafeln, nach Photogr. eigener Präparate in Kupferdr. gr. 8. 1895. kart. ℳ 11. —

Stannius, Prof. Dr. Herm., **Handbuch der Anatomie der Wirbelthiere.** Zweite Auflage. gr. 8. geh. ℳ 12. —
Einzeln: Erstes Heft: Zootomie der Fische. 1854. geh. ℳ 6. —
Zweites Heft: Zootomie der Amphibien. 1856. geh. ℳ 6. —

Steiner, Prof. Dr. J., **Grundriss der Physiologie des Menschen** für Studirende und Aerzte. Siebente, verbesserte und vermehrte Auflage. Mit zahlr. Abbildungen. gr. 8. 1894. geh. ℳ 9. — geb. ℳ 10. —

Steiner's Grundriß der Physiologie hat sich durch klare und präzise Darstellungsweise in knapper Form, ohne dabei schematisch zu werden, zahlreiche Freunde erworben, wie die rasch aufeinander folgenden Auflagen beweisen.

—— **Das amerikanische Pfeilgift Curare.** Mit 3 Holzschnitten. gr. 8. 1877. geh. ℳ 1. 60

Steinhaus, Julius (Warschau), **Die Aetiologie der acuten Eiterungen.** Litterarisch-kritische, experimentelle und klinische Studien. *Gekrönte Preisschrift.* gr. 8. 1889. geh. ℳ 6. —

—— **Menstruation und Ovulation** in ihren gegenseitigen Beziehungen. *Gekrönte Preisschrift.* gr. 8. 1890. geh. ℳ 3. 50

Streubel, Prof. Dr. C. W., **Ueber die Scheinreductionen bei Hernien u. insbesondere bei eingeklemmten Hernien.** gr. 8. 1864. geh. ℳ 4. —

Tigerstedt, Dr. Rob., Professor der Physiologie zu Stockholm, **Lehrbuch der Physiologie des Kreislaufes.** 18 Vorlesungen für Studirende u. Ärzte. Mit 129 Abbild. im Text. gr. 8. 1893. geh. ℳ 16. —

Tillmanns, Dr. Herm., Professor an der Univ. Leipzig, **Lehrbuch der allgemeinen u. speciellen Chirurgie** einschl. der modernen Operations- u. Verbandlehre. 2 Bde. (3 Theile.) Roy.-8. geh. ℳ 47.50, geb. ℳ 53.50

Erster Band. **Lehrbuch der allgemeinen Chirurgie.** Allgemeine Operations- und Verband-Technik. Allgemeine Pathologie und Therapie. Mit 463 Abb. im Text. Vierte, verb. u. vermehrte Aufl. 1895. geh. ℳ 15. 50; geb. in Halbfr. ℳ 17. 50

Zweiter Band. **Lehrbuch der speciellen Chirurgie.** 2 Theile. Mit 909 Abbildungen im Text. Dritte, verbesserte und vermehrte Auflage. 1894. geh. ℳ 32. —; geb. in Halbfr. ℳ 36. —

Das „Lehrbuch der allgemeinen und speciellen Chirurgie“ von *H. Tillmanns* ist infolge seiner allgemein anerkannten Vorzüge, der strengen Wissenschaftlichkeit, der klaren Darstellungsweise und der reichen Anzahl erläuternder Abbildungen, bei Ärzten und Studierenden zur Zeit das geschätzteste Werk der modernen Chirurgie.

Verhandlungen der medicinischen Gesellschaft zu Leipzig. Erster Band. 1863—1864. Lex.-8. 1864. geh. ℳ 8. —

Vierteljahrschrift für Klimatologie mit besonderer Rücksicht auf klimatische Kurorte. In Verbindung mit Prof. Dr. Carl von Sigmund in Wien herausgegeben von Dr. Hermann Reimer. Erster Jahrg. Mit 1 Tafel u. 6 meteorol. Tab. gr. 8. 1876. geh. ℳ 12. —

Voigt, Dr. Wold., o. ö. Professor der Physik an der Univ. Göttingen, **Elementare Mechanik als Einleitung in das Studium der theoretischen Physik.** gr. 8. 1889. geh. *M* 12. —

Das Werk ist zunächst dazu bestimmt, die Studierenden der Mathematik und Physik in die Grundlehren und Methoden der allgemeinen Mechanik einzuführen. Aber auch dem *Mediziner*, den *Physiologen* u. s. w. wird ein Buch willkommen sein, welches die analytische Mechanik nicht nach ihren mathematischen, sondern nach ihren physikalischen Beziehungen behandelt und nur geringe mathematische Kenntnisse voraussetzt.

Wagner, Prof. Dr. E. L., Die Fettmetamorphose des Herzfleisches in Beziehung zu deren ursächlichen Krankheiten. Lex.-8. 1864. geh. *M* 3.—

Winckel, Dr. F., Geh. Medicinalrat u. o. ö. Professor an der Universität München, **Lehrbuch der Geburtshülfe einschliesslich der Pathologie und Therapie des Wochenbettes.** Für praktische Ärzte und Studirende. Zweite, verbesserte Auflage. Mit 206 Holzschnitten im Text. gr. 8. 1893. geh. *M* 22. —; geb. in Halbfr. *M* 24. —

Wenn schon seither die Winckel'sche Geburtshülfe, wie dies nicht anders zu erwarten war, von Ärzten und Studierenden bei der Wahl unter den zahlreichen Werken gleicher Tendenz *bevorzugt* wurde, so wird dies bei der verbesserten zweiten Auflage *noch viel mehr der Fall sein.* Es ist ein seltener Fall, dass ein ausgezeichneter Kliniker und Lehrer noch Musse findet, in einem Lehrbuch den reichen Schatz seiner Erfahrungen niederzulegen. Daneben giebt der Verfasser auch die Meinungen anderer Forscher und gestaltet durch vollständige Litteraturangaben und Excurse über die geschichtliche Entwickelung der Geburtshülfe sein Werk zu einem *erschöpfenden Lehr-* und *Nachschlagebuch.*

Wooldridge, C. L., Die Gerinnung des Blutes. Nach dem Tode des Verfassers herausgegeben von Dr. M. von Frey. gr. 8. 1891. geh. *M* 2. —

Zopf, Prof. Dr. W., Zur Morphologie der Spaltpflanzen (Spaltpilze und Spaltalgen). Mit 7 lithogr. Tafeln. gr. 4. 1882. geh. *M* 10. —

——— **Zur Morphologie und Biologie der niederen Pilzthiere** (Monadinen), zugleich ein Beitrag zur Phytopathologie. Mit 5 lithogr. Tafeln in Farbendruck. gr. 4. 1885. geh. *M* 9. —

Zweifel, Dr. Paul, Professor a. d. Univ. Leipzig, **Zwei neue Gefrierdurchschnitte Gebärender.** I. Ein Kind, welches nach der Geburt des Kopfes im Geburtskanale stecken blieb. II. Ein Kind nach der Wendung auf den Fuss in der Leiche der Mutter. Mit drei Figuren, zehn lithographischen Tafeln und fünf Stereoskopbildern. Imp.-Folio. 1893. cart. *M* 28.—

Zeitschriften.

Centralblatt für praktische Augenheilkunde.

Herausgegeben von **Prof. Dr. J. Hirschberg in Berlin.**

Preis des Jahrganges (12 Hefte) 12 *M*; bei Zusendung unter Streifband direkt von der Verlagsbuchhandlung 12 *M* 80.

Das „*Centralblatt für praktische Augenheilkunde*" vertritt auf das nachdrücklichste alle Interessen des Augenarztes in Wissenschaft, Lehre und Praxis, vermittelt den Zusammenhang mit der allgemeinen Medizin und deren Hilfswissenschaften und giebt jedem praktischen Arzte Gelegenheit, stets auf der Höhe der rüstig fortschreitenden Disziplin sich zu erhalten.

Archiv für Anatomie und Physiologie.

Fortsetzung des von **Reil**, **Reil** und **Autenrieth**, **J. F. Meckel**, **Joh. Müller**, **Reichert** und **du Bois-Reymond** herausgegebenen Archives.

Herausgegeben von

Dr. Wilhelm His,

Professor der Anatomie an der Universität Leipzig,

und

Dr. Emil du Bois-Reymond,

Professor der Physiologie an der Universität Berlin.

Vom **„Archiv für Anatomie und Physiologie“** erscheinen jährlich 12 Hefte in gr. 8 in eleganter Ausstattung mit zahlreichen Holzschnitten und Tafeln. 6 Hefte davon entfallen auf den anatomischen und 6 auf den physiologischen Theil.

Der Preis des Jahrganges ist 50 ℳ.

Auf die **anatomische** Abteilung (Archiv für Anatomie und Entwickelungsgeschichte, herausgegeben von Wilhelm His) kann ebenso wie auf die **physiologische** Abtheilung (Archiv für Physiologie, herausgegeben von E. du Bois-Reymond) **separat** abonniert werden. Der Preis der anatomischen Abteilung beträgt für Einzelbezug 40 ℳ, der Preis der physiologischen Abteilung 24 ℳ.

Skandinavisches Archiv für Physiologie.

Herausgegeben von

Dr. Frithiof Holmgren,

Professor der Physiologie an der Universität Upsala.

Das „Skandinavische Archiv für Physiologie“ erscheint in Heften von 5 bis 6 Bogen Stärke in gr. 8 mit Abbildungen im Text und Tafeln. 6 Hefte bilden einen Band. Der Preis des Bandes beträgt 20 ℳ.

Neurologisches Centralblatt.

Übersicht der Leistungen auf dem Gebiete der Anatomie, Physiologie, Pathologie und Therapie des Nervensystems einschliesslich der Geisteskrankheiten.

Herausgegeben von

Professor Dr. E. Mendel

zu Berlin.

Monatlich erscheinen zwei Hefte. Preis des Jahrganges 24 ℳ. Gegen Einsendung des Abonnementsbetrages von 24 ℳ direkt an die Verlagsbuchhandlung erfolgt regelmäßige Zusendung unter Streifband nach dem In- und Auslande.

Das „Neurologische Centralblatt“ stellt sich zur Aufgabe, Bericht über die neuesten wissenschaftlichen Leistungen auf dem Gesamtgebiete der Neurologie zu erstatten und so gewissermaßen einen neurologischen Jahresbericht zu liefern. Jede Nummer enthält außerdem kurze Original-Mitteilungen.

Zeitschrift für Hygiene und Infectionskrankheiten.

Herausgegeben von

Dr. R. Koch, und **Dr. C. Flügge,**

Dr. R. Koch	Dr. C. Flügge
Director des Instituts für Infectionskrankheiten zu Berlin,	o. ö. Professor und Director des hygienischen Instituts der Universität Breslau.

Die *„Zeitschrift für Hygiene und Infectionskrankheiten“* erscheint in zwanglosen Heften. Die Verpflichtung zur Abnahme erstreckt sich auf einen Band im durchschnittlichen Umfang von 30—35 Druckbogen mit Tafeln; einzelne Hefte sind nicht käuflich.

Druck von Metzger & Wittig in Leipzig.

www.ingramcontent.com/pod-product-compliance
Lightning Source LLC
LaVergne TN
LVHW042251300926
849161LV00003B/548
9783112663851